CHALLES-LES-EAUX

OUVRAGES DU MÊME AUTEUR

Relatifs aux Eaux sulfureuses

Les Indications des Eaux de Challes. Paris, 1905 (*Poinat*).

Traitement des Laryngites professionnelles par la Médication sulfureuse de Challes. Chambéry, 1906.

Traitement du Lymphatisme par la Médication sulfureuse de Challes. Chambéry, 1906.

Les Caractères spéciaux à la Médication sulfureuse de Challes. Paris, 1906.

Contribution à l'Etude de l'action physiologique des Eaux sulfureuses. Paris, 1907 (*Maloine*).

Deux idées fausses relatives aux Eaux sulfureuses. Paris, 1909 (*Doin*).

Le Traitement thermal des Hypertrophies du Tissu lymphoïde. Paris, 1912 (*Doin*).

La Légende de Challes. Chambéry, 1913.

Une Filiale d'Aix : Challes la Reine du Soufre. Chambéry, 1914.

Articles : **Challes. — Classification des Eaux sulfureuses. Indications et contre-indications** dans « Précis de Thérapeutique médicale O.R.L. », par le Dr G. de Parrel, Paris, 1921 (*Maloine*).

Les Cures sulfureuses en O.R.L. Mai 1921.

Traitement des Laryngites chroniques par les Eaux sulfureuses, mai 1922, dans « l'Evolution médico-chirurgicale ».

Les Médications sulfurées. « Collection des Actualités médicales ». Paris, 1922. *(Baillière.)*

Docteur J. VINCENT

CHALLES
LES-EAUX

Station Thermale ○ ○ ○ ○

○ ○ ○ ○ Centre de Tourisme

LIBRAIRIE DARDEL

CHAMBÉRY

—

1922

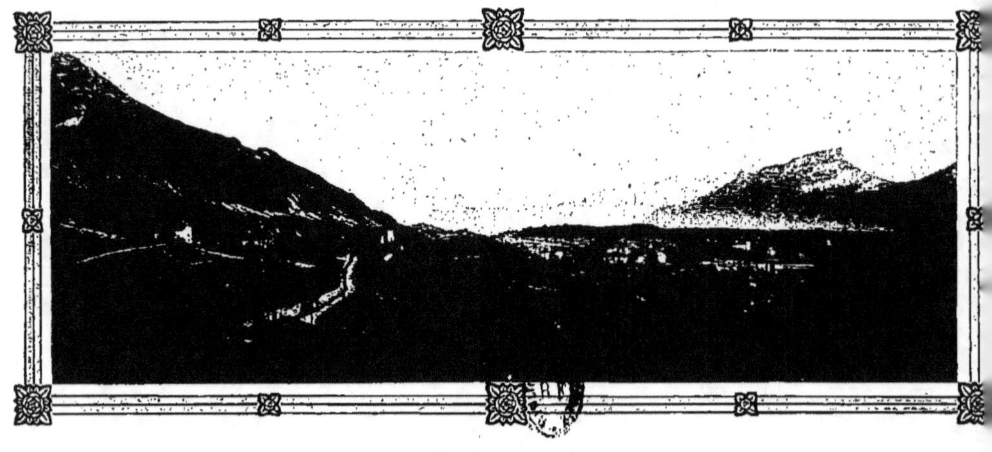

Vue panoramique

HALLES-LES-EAUX

Station Thermale

Centre de Tourisme

Par le Docteur J. VINCENT

Président d'honneur du Syndicat d'Initiative
Médecin consultant à l'Etablissement Thermal

LIBRAIRIE DARDEL
CHAMBÉRY

1922

Challes, le .. juillet 19...

Ma chère Amie,

Vous souvenez-vous de mon accès de rage impuissante le jour où notre ami, le Professeur Airnoyé, prenant son air autoritaire des jours de grandes décisions, a prononcé ma sentence d'exil pour la saison d'été : « Ma petite amie, vous irez soigner votre gorge aux Eaux de Challes; vous vous reposerez de votre saison théâtrale trop longue et vous n'aurez aucune occasion de fatiguer votre voix... ; vous serez tout à fait au vert ; vous vous ennuierez peut-être à mourir ; mais ce coin de Savoie est gentil et reposant, les Eaux de Challes sont merveilleuses et vous reviendrez guérie, en pleine forme pour l'ouverture de la saison prochaine. »

J'ai eu beau réclamer, supplier, implorer une autre villégiature moins ennuyeuse — je m'étais mis dans la tête que j'irais cette année dans une station des Pyrénées — le sévère docteur ne s'est nullement laissé attendrir : son arrêt était irrévocable et j'ai dû boucler mes malles, sans même attendre le Grand-Prix et sans passer chez mon couturier — à quoi bon d'ailleurs pour aller s'enterrer dans un trou ! J'ai pleuré toutes mes larmes et j'avais envie de me couper les cheveux comme pour une prise solennelle de voile.

Rongeant mon frein en silence dans un coin du Savoie-Express, j'avais fait, dans ma cervelle échauffée, toute une collection de reproches que j'adresserais chaque jour à l'inexorable docteur. Vous le connaissez un peu jaloux de ses « étoiles » et j'attribuais à de noirs desseins son accès de mauvaise humeur qui m'isolait de reste du monde dans un coin perdu de Savoie.

J'étais surtout bien décidée à lui déclarer catégoriquement, à mon retour, que le traitement n'avait pas procuré le moindre petit résultat, que non seulement je n'avais pas retrouvé ma voix des grandes premières, mais encore que j'étais devenue tout à fait aphone... et presque muette par sa cure de silence forcé.

Or, me voici à Challes depuis une bonne quinzaine et je m'y plais à ravir. Figurez-vous, ma chérie, un coin vert et délicieux, et comme je viens de le lire dans une édition de tourisme, « un nid de verdure, mais d'une verdure unique, d'une gamme incomparable où tous les tons du vert s'échelonnent, depuis le tendre coloris des prés jusqu'à la sombre ramure du sapin, en un mot de la verdure savoyarde ».

Oh ! Challes n'est pas une ville d'eaux, avec des rues bien tracées, des palaces clinquants, des avenues truquées et des parcs savamment dessinés : c'est un éparpillement en pleine campagne d'hôtels, de villas noyées dans les arbres, dispersées au hasard. On dirait que chacun s'est blotti dans un coin à l'abri des regards indiscrets du voisin, pour jouir bien tranquille de la belle nature. Et l'horizon est large, la vue délicieuse : de la terrasse d'où je vous écris — c'est l'ancien château de Challes, ne vous déplaise, qui a ses lettres de noblesse bien authentiques et sa couronne de marquis — l'on jouit d'un panorama unique et grandiose : le fond du décor est formé par l'immense chaîne de Belledonne, toute blanche de neige et irisée, au soleil couchant, de toutes sortes de teintes roses, mauves, violettes que je n'ai vues nulle part ailleurs ; à droite, deux montagnes, le Mont-Granier et la Pointe du Joigny, séparées par une vaste échancrure profonde en forme de croissant de lune, que l'on dit avoir été produite au Moyen-Age par un éboulement terrible qui a enseveli la petite ville de Saint-André et a créé une région pittoresque, toute pleine de lacs poétiques, chantés par Henri Bordeaux, « Les Abymes de Myans », dont le seul nom vous fait frissonner. Cette catastrophe effrayante a donné naissance dans le pays à une jolie légende de la Vierge Noire que m'a contée, au hasard d'une de mes promenades, un bon Père de Myans et que je vous dirai quelque jour, à mon retour. En face, les ruines encore imposantes du château de Chignin, forteresse moyenne-âgeuse qui gardait l'ancienne voie romaine et dont il ne reste plus que les tours projetant le soir leur masse sombre sur l'écran blanc des Alpes. Plus loin, l'on aperçoit le « Nez de la Savoyarde », rocher pittoresque à profil féminin, dominant la vallée de l'Isère et Mont-mélian, la vieille forteresse des ducs de Savoie. A gauche et presque sur ma tête, la chapelle du Mont-Saint-Michel qu'un vieux Monsieur à lunettes archéologiques m'a dit être un ancien oppidum gallo-romain !

Figurez-vous, ma toute belle, que ce voisin de table si érudit — il doit être membre de l'Académie des Inscriptions et Belles-Lettres — est à Challes depuis deux mois bientôt et se passionne... pour l'étude de toutes sortes de vieilleries qu'il croit avoir découvertes par ici : il explore une grotte perchée dans la montagne et qui aurait été habitée, prétend-il, à l'époque glaciaire (j'en ai froid dans le dos) par une race d'hommes petits comme les Esquimaux des régions polaires ; il m'a montré aussi, sur un coteau en face du château, l'emplacement d'une villa gallo-romaine authentique ; il m'a même, à propos de la source de Challes, raconté une légende que je n'ai pas retenue. Vous voyez si je suis devenue savante en antiquités, dans mon exil.

Mais, je bavarde comme une pie folle et j'en ai oublié la description de toutes les autres merveilles de mon décor : car ce pays est tout plein de jolis châteaux dominant la vallée, de gorges sauvages, de cascades, de vrais ruisseaux et de petits sentiers où il ferait bon se perdre à deux...

Et je vais être affreusement en retard pour ma cure dont je ne vous ai pas encore dit un seul mot, car le charme du paysage et le plaisir de vous écrire me l'avaient fait complètement oublier. Oh ! elle n'est pas aussi ennuyeuse que nous l'avait dit ce vilain Leroy, notre grande basse-chantante, venue il y a quelque quinze ans à Challes et à qui le Médecin-Inspecteur de l'époque imposait journellement l'absorption de cinq ou six grandes verrées d'eau, des bains sulfureux et tout un tas de gargarismes ou d'inhalations : les médecins d'aujourd'hui sont moins sévères dans leurs prescriptions et paraissent pourtant très confiants dans les résultats de la cure.

Donc, je fais un peu la moue pour boire mon eau « lentement, par petites gorgées », comme le prescrit mon ordonnance : je ne dirais pas qu'elle a l'arome du café, quoique l'on raconte, par ici, que le soufre produit les effets d'un bon moka (je vous conterai, à ce sujet, à l'oreille, un de ses *effets excitant... et inattendu) ; mais enfin, avec un peu de bonne volonté, j'absorbe mon verre peu à peu et j'en éprouve assez rapidement une belle fringale qui me fait dévorer à belles dents tout un repas copieux.*

Je fais aussi des séances d'inhalation qui ne sont pas de véritables étuves comme au M^t... D..., où j'avais fait une cure il y a quelques années : j'étais bien un peu sceptique au début devant cet appareil qui produit un petit jet d'eau retombant en cascade sur des vasques superposées ; j'avais une envie folle d'y faire danser des coquilles d'œufs comme on le voit dans les baraques foraines de tir. Mais j'ai remarqué que tout devenait noir dans cette salle, comme lorsqu'on plonge une pièce d'argent dans un bain d'Eau de Challes : j'en ai conclu qu'évidemment le gaz sulfureux qui s'en dégage devait aussi pénétrer dans le larynx et les bronches et produire là son petit effet.

Mais, mon grand traitement consiste surtout en pulvérisations que je prends tantôt chaudes, tantôt froides : mon médecin trouve même que j'en abuse quelque peu parfois. Figurez-vous une buée fine qui vous enveloppe comme un brouillard et vous entre partout à la fois, par les oreilles, par le nez, par les yeux, par la bouche : ça surprend au début et ça vous fait pleurer, éternuer, tousser, cr... ; on se croit tout à fait suffoquée. Puis la respiration devient plus calme, plus régulière et l'on éprouve à la gorge une sensation de bien-être délicieux, comme un baume onctueux sur une plaie vive. J'ai déjà vu disparaître entièrement ces vilains « chats » qui m'étranglaient parfois la voix et me donnaient le trac quand j'entrais en scène : j'exécute maintenant de brillantes vocalises — sans abus, par ordonnance du médecin — et dimanche, avec sa permission tout exceptionnelle, je pourrai me rendre à l'invitation du chapelain de Challes qui m'a prié de chanter à la messe des baigneurs pour une bonne œuvre.

Je suis heureuse tout plein et tout à fait satisfaite de ma cure : l'an prochain, je reviendrai à Challes et je saurai bien vous décider à m'y accompagner.

A bientôt, ma chérie ; j'irai vous embrasser la toute première à mon retour et faire ensuite une visite à notre bon docteur : je lui dois vraiment des excuses pour l'avoir maudit et si mal jugé.

Mlle DES PRÉS, de l'Opéra.

Pour copie conforme :

Dr J. V.

Situation et Communications

La station de Challes est située à 20 kilomètres d'Aix-les-Bains et à 5 *kilom. de Chambéry* à laquelle elle est reliée par un tramway à vapeur qui doit être transformé prochainement en tramway électrique ; la gare de Chambéry, sur la grande voie ferrée de Paris en Italie, desservie par de nombreux express, lui assure des communications faciles et rapides avec Paris et toute la France.

La voie du tramway, empruntant la route nationale, sort de Chambéry par le vieux *faubourg Montmélian*, laissant à sa gauche la colline de Lémenc chère aux archéologues (ancienne station romaine de Lemencum) et traverse la ligne de chemin de fer à la *plaine de la Madeleine* ; déjà, de ce point, l'on peut admirer « la chaîne neigeuse des Alpes, dont les entours mouvementés, les fines dentelures et les sommets bosselés forment au fond du tableau, dans la direction du Midi, un premier plan ample et majestueux » (1). Le tramway longe ensuite la *Leisse* dont les eaux tumultueuses au moment de la fonte des neiges sont souvent complètement taries pendant les chauds mois d'été. Cette sorte de *Manzanarès Savoyard* reçoit un peu plus loin, par la *Cascade du Bout-du-Monde*, les eaux impétueuses de la Doria

---

(1) *Bulletin du Club Alpin Français.*

qui viennent du plateau du Nivolet, repéré au Nord par une croix monumentale (22 m. de hauteur) toute scintillante au soleil par son armature d'aluminium.

De *la Trousse*, qui marque à peu près la moitié du parcours, la vue découvre, dans la direction de l'Est, la jolie Combe inclinée de *Saint-Jean-d'Arvey* portant à mi-côte les antiques tourelles du *château de La Bâtie*, surplombée par le *Mont Pennay* et barrée au fond par le *Mont de Margerias*, dernier contrefort du haut plateau des Beauges. Brusquement, la route s'infléchit vers le Sud et, dans un large ruban blanc, rectiligne, arrive à Challes en longeant le *champ d'aviation* et en traversant le petit pont de *la Mère*.

Aspect général

—

Le voyageur cherchera vainement à son arrivée la *ville d'eau*, les palaces majestueux, les larges avenues ; il ne découvre qu'un éparpillement en pleine campagne d'hôtels, de villas et un peu plus loin le Casino et l'Etablissement thermal séparés seulement par un petit lac. « Tout cela s'égrène dans la verdure d'un délicieux paysage où la nature fait tous les frais et que n'a point encore gâté la pioche des entrepreneurs ni la bâtisse des architectes. A Challes, on peut se promener sous de vrais arbres, au bord de vrais ruisseaux, dans des sentiers tracés par le pied du passant... ; les forêts ont gardé leurs sylvains et les sources leurs naïades : la campagne ne s'est point endimanchée » (1).

La station thermale s'est développée en dehors de l'agglomération primitive, particulièrement au pied du Mont-Saint-Michel (alt. 887 m.) qui la domine. La vallée, largement ouverte (5 à 6 kilom.), *orientée dans la direction Nord-Sud*, présente l'aspect d'un vaste cirque aux larges horizons : pour jouir de son panorama le plus étendu, il faut gravir le coteau de vignes qui s'étage en plateforme au-dessus du Casino et de l'Etablissement thermal ou faire la *promenade des Prés de Belvarde*. La

---

(1) J. Corneloup, *Villégiatures thermales et climatériques.* Challes.

vue est grandiose sur le *Prieuré de Saint-Jeoire*, qui paraît adossé au *Mont-Rompjoug* et sur les *tours de Chignin*, derrière lesquelles court l'Isère dans la vallée du Haut-Graisivaudan. De ce belvédère l'on découvre nettement la *Dent-du-Chat* dominant le *Lac du Bourget*, le *Château de Chambéry, le Mont-Granier* séparé par une vaste échancrure (col du Frêne) du *Mont-Joigny* derrière lesquels s'étage le massif de la *Grande-Chartreuse* ; plus loin, dans la direction de Grenoble, la vue s'arrête à l'*immense chaîne de Belledonne*, couverte de neiges éternelles et de glaciers qui fournissent la houille blanche.

Climat

Préservée des vents du Nord par les contreforts du Nivolet, grâce à sa situation dans une vallée très large, très aérée, Challes jouit d'un *climat salubre, tempéré, tonique et sédatif :* il n'a rien du climat excitant des stations d'altitude et sa situation basse (280 à 320 m.) permet le séjour des baigneurs pendant toute la belle saison.

L'air y est pur, vivifiant et calme ; la *température* est *presque uniforme* et peu sujette aux variations brusques ; elle s'établit en moyenne à 20°-25° pendant les mois de juillet et août et même pendant les journées les plus chaudes, la chaleur n'y est jamais très forte, à cause de l'écran du Mont-Saint-Michel qui retarde les radiations solaires (le lever du soleil n'a pas lieu en plein été avant 7 heures) et parce que les soirées y sont tempérées par une légère brise fraîche et agréable soufflant du Nord-Ouest.

Les mois de mai et juin constituent le vrai printemps en Savoie ; celui-ci offre à Challes une végétation verdoyante par ses prairies arrosées d'eaux vives et abondantes, ses arbres, ses vignes et sa culture variée. L'automne présente habituellement, avec tout le charme alangui de cette saison, une série de belles journées ensoleillées, très favorables au traitement ; elle offrira au baigneur attardé une gamme indescriptible de couleurs depuis les tons verts déjà fuyants des sapins qui tranchent de leur velouté sombre sur le mordoré des frênes et des hêtres, jusqu'aux teintes rouillées des chênes, l'or un peu terni des ormes ou la sanguine vive des merisiers et des vignes et le jaune pâle des bouleaux.

Donc « Challes est un lieu d'élite, de repos, de bienêtre, de salubrité, dans un cadre rustique adorable. C'est là que Jean-Jacques Rousseau a découvert la nature et elle n'a pas changé depuis. Elle offre au promeneur les mêmes ressources et à ceux que n'absorbe point entièrement leur traitement balnéaire, les grandes excursions et les courses dans les montagnes » (1).

---

(1) J. CORNELOUP, *loco citato*.

Histoire et Archéologie

« Challes n'a pas d'histoire », écrivait le Dr Raugé (1).
« Tout son passé commence en 1841 et les anciens l'ont
ignorée ; aucun poète latin n'a chanté ses bienfaits en
distiques de la décadence, et son nom n'est pas gravé
dans les inscriptions gallo-romaines. » Il semble bien,
en effet, que la source de Challes, comme la plupart des
sources froides, n'a pas été connue des Romains ; ceux-
ci ne paraissent avoir utilisé que les propriétés thermi-
ques des eaux chaudes et ne recherchaient pas une
action interne auprès des sources thermales, mais seulement un effet balnéaire.

En fouillant quelque peu, l'archéologue passionné
trouvera pourtant à Challes quelques sujets d'études
intéressantes.

Grotte préhistorique ou des Fées

Elle a été découverte par hasard, vers 1850, au cours
d'une chasse aux renards auxquels elle servait de ta-
nière. Explorée à trois reprises par le Dr Jules Carret
en 1873, elle a fait l'objet d'un mémoire à la Société

---

(1) Dr RAUGÉ, *Challes et ses indications*. Nice, 1888.

d'histoire et d'archéologie savoisiennes (1). L'auteur conclut, par l'étude de 650 fragments environ d'ossements humains qu'il a découverts, à l'existence d'une race préhistorique appartenant à l'époque du renne que l'on convient être la dernière période de l'âge de la pierre éclatée et dont les caractères morphologiques se rapprocheraient des races hyperboréennes (Lapons actuels). Il semblerait donc qu'elle a été habitée à l'époque glaciaire, lorsque les glaciers qui ont creusé les vallées de l'Isère et du Rhône communiquaient entre eux par la vallée de Chambéry et le Lac du Bourget.

Peut-être aussi a-t-elle été habitée à une époque plus récente, à l'âge du bronze, car on a trouvé, lors de la première exploration, un fragment de hache en bronze et des ossements près du talus de l'ouverture ; celle-ci, comblée en partie par de la terre, des pierres de nature diverse (cailloux roulés, blocs anguleux, concrétions calcaires et même blocs erratiques), n'a pas été creusée jusqu'au seuil primitif où l'on trouverait peut-être un foyer et des traces de l'industrie humaine.

Des travaux ont été exécutés en 1914 par le Syndicat d'Initiative de Challes pour la rendre accessible dans toute sa longueur, mais sans poursuivre les fouilles ; l'entrée a été dégagée ; certaines parties de la grotte ont été élargies, des marches ont été creusées, des appuis en fer ont été scellés dans le roc pour faciliter son exploration. On y accède par le chemin de Belvarde (voir promenade n° 3) ; elle peut se repérer approximativement au milieu d'une ligne droite qui serait tirée du chalet de Belvarde à la chapelle du Mont-Saint-Michel.

Voie romaine

La grande voie prétorienne qui traversait l'Alpe graie, et continuait à travers le pays des Centrons (Ta-

---

(1) *Mémoires de la Société Savoisienne d'histoire et d'archéologie,* t. 14, à la Bibliothèque de la Ville de Chambéry.

rentaise) et des Allobroges jusqu'à Vienne et Lyon, a certainement passé par Challes : deux de ses points de repère sont bien connus : Chignin et Lemencum (cette dernière station est indiquée sur les itinéraires d'Antonin et sur la carte de Peutinger). Peut-être empruntait-elle les flancs rocheux du Mont-Saint-Michel, située ainsi à mi-coteau, à une certaine altitude au-dessus de la plaine marécageuse qui couvrait à cette époque le fond de la vallée : dans ce cas, le nom de Challes (d'origine très ancienne et qui ne s'appliquait primitivement qu'à la partie de la commune de Triviers voisine du château et de l'Etablissement thermal) viendrait peut-être du mot Chail (prononciation en l mouillé), tiré lui-même du latin *calculus*, caillou. Elle aurait continué ainsi par Barby, Saint-Alban, pour bifurquer un peu avant Lemencum vers le défilé des gorges de St-Saturnin, qui conduisait, par une voie secondaire, aux Aquæ Gratianæ (Aix).

Il est possible aussi qu'après avoir traversé la Boisserette à St-Jeoire (ce torrent ne passait pas à Challes à l'époque romaine ; il a été détourné et se dirigeait alors dans la direction de Chignin), par le passage de Létraz, qui signifie étroit, la voie romaine ait tourné à gauche pour suivre le coteau situé à l'ouest de Challes, et par La Ravoire (où l'on a trouvé des restes de fortifications romaines avec aqueducs, colonnes, mosaïques, etc...), la Peisse et le Buisson-Rond, aboutir à Lémenc.

Etymologies latines

Quoi qu'il en soit de ce débat archéologique, Challes était un carrefour de trois voies ainsi que l'indique le nom ancien que portait la commune jusqu'en 1872 : Triviers (prononcé : Trivié, de trivium, carrefour). Quelle était la troisième voie ? Nous l'ignorons : nous admettrions volontiers qu'elle partait de la grande voie

voie prétorienne pour aboutir à une mutation ou une mansion romaine, située sur l'emplacement de la ville de Saint-André : engloutie en 1248 ainsi que plusieurs autres communes par l'éboulement du Mont-Granier, elle était la ville la plus importante de la Savoie au moyen-âge, bien avant Chambéry ; on admet que sa population était de 5.000 âmes et elle était le chef-lieu du décanat de Savoie, une des quatre divisions du diocèse de Grenoble. Il n'est donc pas impossible qu'elle se fût développée sur une ancienne station romaine servant de magasin à vivres et dont le Mont-Granier ou Grenier (de Granarium, granum), qui la dominait, indiquait de très loin l'emplacement aux légions romaines pour leurs approvisionnements. Partant de Triviers, continuant par St-Jeoire, elle aurait pu se diriger, après son passage à St-André, vers le Granier pour aboutir à la vallée des Entremonts : il y a lieu de remarquer, en faveur de cette hypothèse, que, jusqu'au 16e siècle, la route de Triviers, St-Jeoire, Apremont était la seule utilisée par les habitants des Entremonts qui, par le Col du Frêne, se rendaient à Chambéry (1) ; ils auraient ainsi suivi traditionnellement, pendant de longs siècles, l'ancienne voie romaine, même après le bouleversement de la vallée par la chute du Mont-Granier, car les voies de communication n'ont guère changé pendant le moyen-âge et sont restées à peu près ce qu'elles étaient sous la domination romaine.

Il est possible aussi qu'une voie secondaire (actus ou iter) ait bifurqué par la gorge de La Boisserette pour aboutir au *Mons Martii*, au village actuel de Montmarlet (de Curienne) situé tout près de l'ancienne chapelle du Mont-Saint-Michel. Car celle-ci n'était pas située autrefois au point culminant de la montagne ; elle était un peu plus bas, un peu plus près du village, et quelques archéo-

---

(1) Renseignement fourni par M. Pérouse, archiviste départemental de la Savoie.

logues ont cru retrouver sur son emplacement des traces d'un ancien oppidum gallo-romain. Certains admettent d'ailleurs que ce lieu élevé — d'où la vue est très étendue — constituait un poste d'observation au-dessus de la voie romaine et peut-être un poste de signaux intermédiaire entre la Roche du Guet (qui domine Montmélian) et Lemencum. Il n'est pas invraisemblable que les Romains aient installé à cet endroit une station de télégraphie optique (par des feux allumés) utilisée en cas de brouillards, car ceux-ci devaient être fréquents dans la plaine (très marécageuse à l'époque), qu'ils aient élevé un petit temple (d'où le diminutif *let*) au dieu des guerriers (Mars) et que, plus tard, lorsque pénétra le christianisme en Gaule, les premiers chrétiens aient substitué au dieu païen de la guerre leur St Michel, archange, chef de la milice céleste, et planté à Montmarlet la première croix du Christ.

Nous admettrions volontiers que l'étymologie de *Curienne* (qui se prononce encore Cruënna et s'écrivait autrefois Cruennaz) vient de Crux, qui a donné en patois Cruë : la Croix ; à moins qu'il ne vienne simplement de Curia, assemblée, ce qui lui donne encore une étymologie latine.

Il semble d'ailleurs planer sur toute cette région, qu'ont longtemps parcourue les légions romaines, de nombreux souvenirs militaires, et nous pourrions soutenir — sans grand risque de contradiction — que le patron de Saint-Jeoire-Prieuré, St Georges terrassant le Dragon, est encore un hommage lointain rendu aux vertus guerrières des Romains dont les chrétiens ont conservé le symbole en remplaçant seulement le nom du dieu des armées païennes par celui de leurs saints qui réunissait le mieux les vertus militaires.

Légendes

On nous excusera cette fantaisie archéologique :
mais l'archéologue n'est-il pas souvent un poète amoureux du passé et la légende n'est-elle pas aussi de l'archéologie moins prosaïque, poétisée et nimbée de
souvenirs qui élèvent la pensée. L'archéologue ou le
poète pourront donc laisser vagabonder leur imagina-
tion s'ils veulent bien recueillir ou chanter quelques-
unes des « légendes du pays de Challes » et de la région :
la *légende du château de Chignin* détruit par les hommes
des sires de Montmayeur et de Miolans — les rivaux
des seigneurs de Chignin — qui ont incendié la vieille
forteresse qui commandait le passage de l'ancienne
voie romaine et égorgé en une nuit tous ses habitants ;
la *légende de la Vierge Noire* de Myans d'où est né le
célèbre pèlerinage national de la Savoie : pendant la
catastrophe du Mont-Granier, dans ce cataclysme ef-
froyable où grondaient l'orage, les éclairs, le tremble-
ment de terre, l'on entendait des voix diaboliques criant
dans la vallée : « Pousse jusqu'à Chignin », tandis que
d'autres voix répondaient dans le vacarme : « La Noire
nous en empêche » : la Vierge vénérée protégeait en effet
les saints moines qui l'imploraient à genoux pendant
que l'éboulement du Mont-Granier ensevelissait une
bande de moines pillards qui avaient chassé les premiers et fêtaient leur victoire. C'est aussi la *légende des
âmes de Challes*, les âmes des pauvres serfs pendus
« haut et court », que l'on voyait errer pendant les nuits
sombres sous forme de feux follets près des emplace-
ments des anciennes fourches patibulaires des redou-
tables et puissants seigneurs de Challes, Barberaz-le-
Gras, Monterminod et autres lieux, et qui étaient dres-
sées, l'une près du château, l'autre sur l'ancienne route
royale. Enfin, c'est la *légende des Fées* qui habitaient

autrefois une caverne (probablement la grotte préhistorique) et qui venaient se désaltérer à une très ancienne
fontaine, située au-dessous du Mont-Saint-Michel et
creusée dans le roc (elle existerait encore et aurait une
longueur de 5 pieds, une largeur et une profondeur de
3 pieds).

Famille de Challes et Milliet de Challes

En des temps plus modernes, quoiqu'encore très
lointains, l'archéologue pourra rechercher l'histoire,
« les faits et gestes » des deux familles de Challes : la
première qui figure déjà dans la liste des seigneurs qui
prirent part au tournoi du Comte-Vert à Chambéry en
1348, avec leurs armes et leur humble devise : « C'est
à mon tort. » Cette famille s'est éteinte avec Louis de
Challes, dit de Belletruche (par alliance) qui était encore capitaine et gouverneur de Bourg-en-Bresse en
1576 et mourut peu après.

Les biens et le fief de Challes passèrent, en vertu
d'achats, entre les mains de Louis Milliet, déjà baron
de Faverges, grand-chancelier de Savoie, le 6 août 1594.
Cet homme d'Etat éminent, que l'on a appelé le « Sully
de la Savoie », fut le grand réformateur de la justice et
des finances sous le règne du duc Emmanuel-Philibert.
C'est de lui que descendent les trois branches des
marquis de Challes, Faverges et Arvillars ; c'est en
faveur de ses successeurs, Hector Milliet, baron d'Arvillars, que le fief de Challes fut érigé en baronnie
(1618) et plus tard en marquisat (1669) en faveur de
Jean-Louis, son fils. Cette famille fut « constamment
illustrée par les ambassades, les plus hautes charges au
Sénat et à la Cour des Comptes, par de nombreux
sièges épiscopaux, par de brillants services militaires et
même par la science, car nous ne devons pas oublier le
jésuite Claude-François Milliet de Challes, renommé

mathématicien, auteur du « *Cursus seu mundus mathematicus* », né en 1621 et mort en 1678 à Turin » (1).

Le 3e et dernier des marquis de Challes meurt en 1777 : son titre et ses hoiries passent à la famille de Faverges qui n'en jouit pas longtemps, car, au moment de la tourmente révolutionnaire, le château et les terres de Challes furent confisqués et vendus comme biens nationaux. Acquis par Balmain, « homme de loi », elles échurent, par succession féminine, au chevalier Docteur Domenget, « médecin du roi et de la familleroyale en Savoie, professeur émérite de médecine, de chimie et de botanique, etc..., médecin militaire honoraire de 1re classe de S. M. Sarde » ; c'est lui qui découvrit la source de Challes au printemps de 1841, l'analysa, la fit connaître au Congrès scientifique de France de 1843 et fut véritablement « son parrain et son apôtre ». Par ses origines, si la source de Challes ne s'enorgueillit pas de parchemins royaux, elle a du moins « ses lettres de noblesse ».

---

(1) DE FORAS, *Armorial et Nobiliaire de la Savoie.*

Source de Challes

Origine géologique

La source sulfureuse vient sourdre par plusieurs griffons voisins, dans les derniers affleurements des couches calcaires du Mont-Saint-Michel, au milieu de calchistes compactes, argilo-siliceux, appartenant à l'étage oxfordien moyen. Ces griffons, soigneusement captés, coulent vers le fond d'un réservoir creusé dans le roc, surmonté d'un bassin muni d'un trop-plein et fermé hermétiquement pour garantir l'eau des influences de l'air extérieur. Il n'existe à Challes qu'une source minérale, *constituée par la réunion de trois anciennes émergences* désignées sous les noms de Grande Source, Petite Source et Puits : les travaux de captage ont été faits en 1873 sous l'habile direction de M. Boutan, ingénieur des Mines, et ont permis de séparer l'eau minérale des eaux ordinaires d'infiltration provenant de la nappe superficielle.

Caractères physiques

Sa température est *froide* (10°,5) et invariable ; son *débit* peu abondant (6.500 litres par jour) ; mais elle présente une richesse sulfureuse exceptionnelle qui lui a valu son surnom de « *Reine du Soufre* ». *Incolore et limpide*, elle reste *inaltérable* aussi longtemps qu'elle est soustraite à l'action de l'air : elle devient alors légèrement verdâtre (par formation de polysulfures) et si cette action de l'air se prolonge, elle jaunit en laissant déposer du soufre, mais elle ne se désulfurise que très lentement. Sa *saveur* a une légère amertume d'ailleurs très supportable. Son *odeur* est presque nulle au sortir de la source : ce n'est qu'au contact de l'air et quelquefois sous l'influence des variations de pression barométrique qu'elle acquiert une odeur d'œufs couvés révélant sa nature sulfureuse ; certaines eaux, 20 et 30 fois moins sulfureuses que celle de Challes, ont cette odeur plus prononcée, ce qui s'explique, dans le cas de Challes, par la fixité remarquable de ses principes sulfurés, sa température adaptée au milieu ambiant et surtout la faible proportion d'éléments gazeux à l'état libre.

Caractères chimiques

Les premiers résultats de son analyse chimique firent sensation dans le monde savant, peu après sa découverte, à cause de « son extraordinaire minéralisation et sa composition réunissant, comme à dessein, tous les éléments d'une médication multiple et complexe. De 1841 à 1875, elle a attiré l'attention de cinquante-quatre savants ou Sociétés savantes qui en ont publié autant d'études soit chimiques, soit géologiques, soit médicales » (1). Les trois analyses principales sont celles d'Ossian Henry au nom de l'Académie de Médecine (1842), du Pr Garrigou (1875) et de Wilm (1877). Des travaux déjà commencés par l'Institut d'Hydrologie

---

(1) GARRIGOU, *Etude chimique sur la Source de Challes.* Chambéry, 1875.

vont prochainement compléter cette dernière analyse et la traduire en ions : cette étude portera aussi sur la recherche des principales constantes physico-chimiques de l'Eau de Challes, sur sa radioactivité et la présence de métaux ou de gaz rares à son émergence. Peut-être cette analyse faite suivant les données scientifiques les plus modernes nous ménagera-t-elle encore quelques surprises et nous livrera-t-elle quelques nouveaux secrets de cette Eau « unique au monde » (1), d'après le Pr Garrigou.

Voici la dernière analyse qui en a été faite par Wilm :

		gr.
Titre sulfhydrométrique..........0,2054 à		0,2127 (soufre)
Gaz carbonique (par ébullition pendant le dépôt des carbonates)		0,0675
Azote...............................		24^{cc}3
Dépôt........ ..} Carbonate de calcium..		0^{gr}·0772
Carbonate de magnésie.		0,0496
		0,1268
Principes restés dissous	Silice.....................	0,0227
	Alumine	0,0059
	Sulfhydrate de sodium	0,3594
	Carbonate de sodium..........	0,5952 (2)
	Sulfate de sodium	0,0638
	Chlorure de sodium..........	0,1554
	Bromure de sodium...........	0,00376
	Iodure de sodium.............	0,01235
	Total par litre....	1,21851
	Total général.....	1,34531

On peut caractériser chimiquement l'Eau de Challes en quatre mots : *sulfureuse forte, iodurée, bromurée* et *alcaline.*

Par sa sulfuration exceptionnelle, elle *se classe en tête de toutes les eaux sulfureuses connues :* elle contient

---

(1) GARRIGOU, *Etude chimique sur la Source de Challes.* Chambéry, 1875.

(2) Correspond à 0 gr. 9773 de bicarbonate.

en effet 0 gr. 53 c. de principes sulfurés ; ceux-ci forment un mélange complexe de monosulfures, de sulfhydrates, de polysulfures, d'hyposulfites (tous à base de sodium) et d'hydrogène sulfuré à l'état libre. De la comparaison des chiffres donnés par le Pr Garrigou et l'Annuaire des Eaux minérales, on peut conclure qu'un litre d'Eau de Challes équivaut à 28 litres d'Eau de Cauterets, à 25 d'Eaux-Bonnes, à 16 de Barèges, à 14 d'Allevard, à 11 d'Enghien ou de Labassère, à 71. 1 /2 d'Eau de Luchon ou de Cadéac, ces 2 dernières étant les plus riches des stations pyrénéennes. C'est donc une « véritable Essence d'eau sulfureuse », comme l'écrivait C. James.

Par son iodure (0 gr. 013), son bromure (0 gr. 004) et une petite quantité de chlorure de sodium (0 gr. 1554), *elle se rapproche par certains points des eaux chlorurés-sulfurées*. Mais surtout, *par la présence du bicarbonate de soude, elle se distingue de toutes les eaux sulfurées françaises :* cet élément existe en proportions appréciables (1 gr. environ par litre) et c'est à lui qu'on attribue la digestibilité parfaite de l'Eau de Challes. Effectivement, elle est très *bien supportée par l'estomac :* elle détermine seulement quelques renvois gazeux et, malgré sa forte minéralisation, elle peut être absorbée à doses élevées ; les enfants la prennent assez fréquemment à la dose de 600 gr. et la supportent peut-être encore mieux que les adultes. Du côté de l'intestin, elle ne détermine aucun effet diarrhéique, comme certaines eaux pyrénéennes, mais plutôt une légère tendance à la constipation.

Cure thermale

Boisson

La cure de boisson joue un *rôle important dans le traitement* de Challes, rôle important à notre avis, par son action sur l'état général et sur la nutrition ainsi que nous le verrons en étudiant l'action physiologique du soufre.

Mais la cure thermale comporte aussi, à côté de l'ingestion de l'eau minérale, une série de pratiques thermales qui n'ont pas simplement pour but, comme on le croit parfois, « d'occuper le baigneur », mais visent à une imprégnation générale de l'organisme par le soufre et une action plus spéciale sur certains organes.

Inhalation

L'*inhalation* est une opération qui consiste à respirer en commun, dans une salle, les gaz qui se dégagent de l'eau sulfureuse. A Challes, le dispositif adopté sur les indications du Pr Garrigou consiste en une grande vasque surmontée de deux autres superposées, dont chacune est plus petite que celle qu'elle surmonte. Au-dessus de la vasque supérieure jaillit l'eau minérale, pour retomber successivement sur les trois vasques sous-jacentes : ce dispositif facilite la mise en liberté et la dispersion dans la salle des gaz de l'eau minérale. Les malades n'ont pas besoin de se dévêtir (la température étant celle de l'air extérieur) ni de quitter leurs vêtements de ville, étant donné l'absence de vapeurs humides. Cette inhalation *froide* n'a donc rien des étuves utilisées dans d'autres stations. On pourrait d'ailleurs créer à Challes des inhalations chaudes et même le humage (qui est une sorte d'inhalation individuelle que fait le malade en respirant devant un appareil terminé en forme de porte-voix, par lequel se dégagent des vapeurs sulfureuses chaudes). La création de ces installations sera envisagée, après le résultat des nouvelles analyses en cours de l'Institut d'hydrologie qui porteront spécialement sur l'étude des gaz rares et radio-actifs que peut contenir l'Eau de Challes.

Quelques baigneurs qualifient volontiers cette opération d'anodine et prétendent qu'ils pourraient rester des heures entières à la salle d'inhalation : ils seraient évidemment moins sceptiques s'ils étaient enveloppés dans un brouillard humide, munis d'un costume spécial et s'ils éprouvaient une sensation d'oppression ou d'angoisse. Pourtant, qu'ils ne s'y trompent pas : nous connaissons des baigneurs qui sont légèrement incommodés par l'inhalation et présentent ce que nous appelons de « *l'ivresse sulfurée* ». C'est une action de l'hydrogène sulfuré, directement absorbé par le poumon, qui va impressionner le bulbe rachidien et se répercute sur les mouvements de la respiration et du cœur : les expériences de Laborde « in anima vili » ont nettement démontré cette action de l'acide sulfhydrique. Celui-ci, inhalé à hautes doses, peut d'ailleurs créer des accidents graves, et le « plomb des vidangeurs » n'est autre chose qu'une intoxication par le gaz sulfhydrique dégagé des fosses d'aisances. C'est qu'en effet, s'il est absorbé par la respiration, ce gaz empêche la fixation de l'oxygène sur le sang au niveau du poumon (comme

l'oxyde de carbone) et le prive d'un élément nécessaire
à la respiration et à la combustion des tissus. Si donc
l'atmosphère inhalée est trop riche en hydrogène sulfuré ou si la respiration de ce gaz est trop prolongée, on
peut avoir des *accidents de l'inhalation*, « baillements,
serrements des tempes, céphalalgies, etc..., qui peuvent
aller jusqu'aux tremblements des membres, syncopes,
vomissements, etc... » (1) et l'ivresse sulfurée dont nous
parlions tout à l'heure n'est que le signal d'alarme des
centres nerveux impressionnés par ce gaz.

A Challes, si ces accidents de l'inhalation sont in-
connus, c'est que *volontairement* l'on s'est appliqué à
ne pas produire un dégagement plus considérable de
gaz sulfhydrique pour ne pas dépasser le but de la médication, car comme nous l'écrivions dès 1909 : «La voie
pulmonaire est la voie d'absorption la plus rapide (de
l'élément sulfureux), mais c'est aussi la plus dangereuse » (2).

Quant à l'efficacité de ce mode de traitement dans
les affections de la trachée, des bronches et du poumon, il serait facile de la justifier par des considérations physiologiques : qu'il nous suffise de faire appel
au témoignage des malades atteints d'emphysème ou de
catarrhe pulmonaire qui éprouvent une sensation de
bien-être, de respiration plus ample, d'expectoration
plus facile, pendant ou après les séances d'inhalation
gazeuse.

D'ailleurs, en médecine thermale, tous les procédés
qui tendent à produire le dégagement, la mise en liberté de l'hydrogène sulfuré (qui est l'élément véritablement actif de la médication sulfureuse), sont ration-
nels et utilisés depuis longtemps empiriquement.

-----

(1) NIEPCE D'ALLEVARD, Communication au *Congrès d'hydrologie*, 1902.

(2) Dr J. VINCENT, *Deux idées fausses relatives aux eaux sulfureuses : Leur prétendue action excitante. Leur prétendue action superficielle. (La Clinique, 16 juillet 1909.)*

Pulvérisation

La *pulvérisation* recherche ce but en dirigeant ce gaz vers des régions moins profondes que les bronches ou le poumon ; elle vise plus spécialement à une action sur les muqueuses nasale, pharyngée ou laryngée avec leurs diverticales otitique ou trachéal. Dans cette pratique thermale encore, le dispositif varie suivant l'effet recherché.

La pulvérisation, à Challes, *présente toute une gamme de sulfuration et de température* depuis la plus chaude jusqu'à la plus froide, depuis la plus fine jusqu'à la plus grossière. Dans la *pulvérisation chaude* (système Siègle) un jet de vapeur d'eau ordinaire à une pression de 2 atmosphères, arrivant par un ajutage horizontal, aspire l'eau minérale placée dans un réservoir en forme de boule, relié lui-même à un ajutage vertical par un tuyau en caoutchouc : c'est le principe des petits pulvérisateurs employés à domicile pour la pulvérisation d'eaux sulfureuses ou de solutions médicamenteuses. L'eau minérale est ainsi finement divisée et projetée directement sur les amygdales et le pharynx — le malade tenant la bouche largement ouverte, la langue bien aplatie et respirant posément — ou dans le nez par l'interposition d'un entonnoir qui collecte les vapeurs et par son extrémité les canalise dans l'une ou l'autre des fosses nasales : en comprimant l'aile du nez du côté opposé, en dirigeant convenablement l'entonnoir, en aspirant bien, on peut ainsi faire pénétrer les gaz et les vapeurs sulfureuses dans la région supérieure des fosses nasales, vers l'ouverture des sinus ou en arrière vers l'orifice des trompes d'Eustache et le naso-pharynx, réalisant ainsi ce que nous appelons un véritable *enfumage sulfureux* antiseptique.

La vapeur d'eau ne joue d'ailleurs, par rapport à l'eau minérale, que le rôle d'un véhicule sans lui enlever aucune de ses propriétés. Mais elle la dédouble et la pulvérisation chaude est ainsi *mitigée*, tandis que dans la *pulvérisation froide*, l'eau minérale conserve toute sa sulfuration. L'eau sulfureuse, comprimée dans un récipient à une pression de 15 ou 20 atmosphères au moyen d'une pompe, vient se briser, au sortir d'une canalisation conductrice, sur un *tambour* en verre, une *palette* en métal ou un *tamis* à mailles serrées, se fragmentant ainsi en innombrables goutelettes plus ou moins fines et constituant une véritable buée, une sorte de nuage médicamenteux plus ou moins pénétrant ou une minuscule douche filiforme, suivant l'appareil choisi.

Comme l'écrivait notre regretté confrère le Dʳ Raugé « il n'est guère d'opération qui soit, à première vue, aussi inoffensive et pour laquelle la fantaisie des malades semble pouvoir se donner plus libre carrière... elle ne demande ni entraînement, ni étude ; on la réussit du premier coup, on la supporte sans répugnance, et n'ayant qu'à s'asseoir devant un appareil et à ouvrir la bouche pour recevoir un peu de vapeur ou de liquide, le patient la considère comme un traitement sans importance, dont il peut en toute occasion user et abuser à sa guise. Cette facilité même est un écueil : elle entraîne souvent des abus... Tantôt la pulvérisation a été pratiquée à contre-temps ; elle a échoué ou elle a nui parce qu'elle n'était pas indiquée et que le malade qui l'a faite ou le médecin qui l'a prescrite, auraient dû s'en dispenser tout à fait. Tantôt le mauvais résultat est dû à ce que le traitement, encore qu'importun et nécessaire, a été imparfaitement dirigé : l'erreur, en ce cas, n'a pas consisté à faire des pulvérisations quand il eût fallu faire autre chose, mais à ne pas avoir choisi la pulvérisation qu'il fallait...

D'autres fois, ce n'est pas une erreur aussi grosse qui a motivé l'insuccès, mais une faute de détail, une négligence d'apparence insignifiante dans l'application du traitement. Ainsi, on ne s'est pas entendu sur l'exacte durée de l'opération, et le malade, dans son zèle, passe en face du pulvérisateur tous les loisirs dont il ne sait que faire... un malade qui a du temps à perdre n'est pas obligé de savoir que la thérapeutique est une question de mesure. Il en est d'autres qui, eux aussi, trop désireux de bien faire et insuffisamment renseignés sur le manuel opératoire, approchent de l'appareil jusqu'à s'exposer à une véritable brûlure... La pulvérisation sulfureuse est un moyen thérapeutique excellent, mais c'est une arme à double tranchant qu'il faut apprendre à manier. Aussi le malade avisé ne doit-il en user qu'avec méthode et le médecin ne la prescrire qu'après un examen attentif. Cet examen lui permettra tout d'abord de résoudre cette question préalable et capitale : la pulvérisation, dans un cas donné, est-elle indiquée et nécessaire ? Si oui, quelle est la variété qui répond au cas en question ? froide ou chaude ? pure ou mitigée ? fine ou grosse ? énergique ou faible... Et surtout, qu'on n'oublie jamais les soi-disant petits détails d'où dépendent le plus souvent l'échec ou le succès du traitement : durée, distance, position du malade, etc... » (1).

Gargarisme

Le *gargarisme* a des indications plus restreintes que la pulvérisation dont il n'est souvent que le complément: sa zone d'action est d'ailleurs plus limitée et ne dépasse pas le pharynx, la base de la langue, les piliers du voile, les amygdales et le vestibule laryngé. Le *gargarisme pharyngo-nasal* avec rejet du liquide par les narines (à la façon des fumeurs de cigarettes qui renvoient la fumée par le nez) et le *gargarisme laryngien* destiné à

---

(1) Dr RAUGÉ, *La pulvérisation à Challes*. Chambéry, 1903.

amener l'eau minérale au contact des cordes vocales sont pratiquement irréalisables dans la plupart des cas : quelques baigneurs réussissent, il est vrai, ces exercices d'acrobatie thermale ; mais ils nous paraissent inutiles, puisque l'on peut agir beaucoup mieux sur le larynx par la pulvérisation et sur la naso-pharynx par l'irrigation rétro-nasale.

Pour la pratique du gargarisme, l'eau minérale est préalablement *tiédie au bain-marie ;* elle peut être *additionnée de bicarbonate de soude,* pour la rendre isotonique, si son contact sur une muqueuse enflammée est un peu douloureux. Pour être bien exécuté, le malade doit la prendre par petites gorgées ; il renverse assez fortement la tête en arrière, produit un mouvement de déglutition incomplet et silencieusement laisse l'eau au contact le plus longtemps possible avec les muqueuses qu'elle baigne ; pour favoriser ce contact, il incline la tête alternativement à gauche et à droite. C'est donc un *bain de gorge* pour lequel il est inutile de faire barboter le liquide par une série de glou-glou, comme on a coutume de le faire au cours d'une angine pour détacher les mucosités qui tapissent les muqueuses

Irrigation nasale

Si la pulvérisation donne souvent lieu à des abus de la part de certains baigneurs zélés, ce reproche ne peut être adressé à l'*irrigation nasale.* Pour cette opération, qui a d'ailleurs un certain nombre de détracteurs même parmi le corps médical, le médecin doit, au contraire, peser de toute son autorité pour décider le malade à l'accepter ; il doit souvent faire table rase de préjugés faux à son sujet, pour la prescrire. C'est qu'on a accusé cette opération d'être une cause d'infection de la trompe d'Eustache et de déterminer, par propagation, de l'otite. Nous reconnaissons volontiers qu'elle peut produire cet accident, si elle est faite d'une façon intempestive ; nous admettons aussi d'une façon absolue qu'elle a des indications limitées et qu'elle ne doit pas être considérée comme une panacée des affections nasales. Mais nous soutenons fermement qu'elle est *sans danger, si elle est bien exécutée et qu'elle constitue le seul moyen efficace pour laver complètement les nez sales.*

Mais l'*opération devra être bien réglée :* le médecin devra s'assurer au préalable, par l'examen au spéculum nasal, de la perméabilité des fosses nasales, voir si quelque forte déviation de la cloison, la présence de polypes ou de queues de cornets, etc..., ne sont pas une contre-indication ; il devra ensuite déterminer la narine par laquelle doit se faire l'introduction de la canule, car la règle est de toujours *faire l'irrigation par la plus bouchée*, de façon à ce que l'eau revienne facilement par la narine la plus large sans rencontrer un barrage et ne pas risquer ainsi de forcer l'orifice des trompes et de pénétrer dans l'oreille.

L'appareil dont on se sert à Challes, basé sur le principe du siphon de Weber, est un récipient gradué de 5 litres, en verre, reposant sur une plate-forme et pouvant être placé à une hauteur variable au moyen d'une glissière verticale : sauf pour l'irrigation rétronasale dont le but est de doucher la voûte du naso-pharynx, il est *toujours placé au point le plus bas*, c'est-à-dire à 20 ou 30 cent. seulement au-dessus de la tête du patient : l'on ne risque pas ainsi d'avoir une pression exagérée du liquide dans les fosses nasales qui pourrait déterminer l'abaissement du voile du palais et ouvrir l'orifice des trompes. Le contact de l'eau minérale sur la muqueuse nasale serait douloureux si elle était employée pure, car elle est hypotonique ; on l'*additionne donc de bicarbonate de soude* (environ une cuillerée à bouche par litre) qui ne lui enlève ni ne lui donne aucune propriété spéciale ; — on pourrait, dans le même but, employer aussi

le sel marin, mais à dose moins élevée. — L'eau est préalablement tiédie au bain-marie et la *température est réglée*, sur prescription du médecin, à 37°-40°, suivant
l'effet recherché. L'on a remplacé à Challes les anciennes canules nasales étroites que l'on dirigeait mal
en les introduisant dans la narine même, par une
grosse olive arrondie qui est simplement placée à l'entrée de la fosse nasale ; elle doit être placée en direction presque horizontale suivant l'axe de la narine, car
celle-ci n'a pas une direction verticale comme on le
croit communément : la tête étant en position horizontale, elle a, au contraire, une direction horizontale
orientée vers l'orifice postérieur des fosses nasales.
C'est par cette ouverture que passe l'eau de l'irrigation
remplissant toute la cavité (appelée cavum) qui est
située au-dessus du voile du palais ; car celui-ci, par
action réflexe, se relève, forme pour ainsi dire soupape au-dessus du pharynx, et empêche le liquide de
couler par son propre poids dans cette cavité ; l'eau du
lavage, empruntant la seule voie qui lui est ouverte,
déborde par la narine opposée après avoir rempli les
deux fosses nasales. Ce n'est que si le patient fait des
mouvements intempestifs de déglutition que le voile du
palais s'abaisse, que la soupape s'ouvre et comme chaque
mouvement d'abaissement du voile du palais entraîne
en même temps l'ouverture de la trompe, l'eau pourrait passer par celle-ci et pénétrer jusque dans la
caisse de l'oreille moyenne. Or cet organe « *pneuma-
tique* » n'est pas fait pour recevoir du liquide : le contact de celui-ci lui est fort désagréable. Et en plus des
bourdonnements, de la surdité qui accompagnent cette
pénétration, la muqueuse réagit, se congestionne, ce qui
se traduit par une rougeur vive du tympan ; si, en
même temps des sécrétions purulentes du nez sont
entraînées dans l'oreille, elles pourront provoquer de
l'otite aboutissant même à la suppuration.

Mais ce danger est un peu illusoire à Challes pour

deux raisons : la première est que l'eau sulfureuse est *antiseptique* et a une action bactéricide bien démontrée sur les microbes habituels des cavités aériennes supérieures (particulièrement le staphylocoque et le streptocoque) ; la seconde raison, à notre avis, réside dans la stricte observation des règles formelles qui doivent présider à l'opération de l'irrigation nasale. En tout cas, le Dr Raugé a pu soutenir, ce que notre expérience personnelle de plus de 15 années confirme pleinement, qu'il n'a pas observé un seul cas d'otite grave ou légère sur plus de 2.000 irrigations nasales. Challes est ainsi devenue « la station où on lave le plus congrûment un nez, sans jamais éprouver un de ces accidents auriculaires qu'une méthode vicieuse s'obstine encore à imputer à l'irrigation même..., si bien que les malades facétieux ne l'appellent pas Challes-les-Eaux, mais Challes-les-Nez » (1).

L'irrigation nasale demande d'ailleurs un *contrôle attentif du médecin* et oblige le malade à quelques *précautions pendant et après son exécution*. Il tiendra la tête légèrement inclinée en avant (il n'est pas même nécessaire de l'incliner à droite ou à gauche) pour que l'eau retombe dans la cuvette sur laquelle il prend appui avec les coudes ; il évitera l'angoisse qu'ont parfois les enfants devant cette opération qu'ils croient redoutable ; il respirera posément par la bouche et évitera surtout d'avaler pour ne pas ouvrir la soupape du voile palatin ; lorsque l'opération sera finie, il évitera de s'exposer à un courant d'air pour ne pas déclancher un réflexe sternutatoire désagréable ; il attendra 15 ou 20 minutes avant de se moucher et le fera prudemment « à la paysanne », c'est-à-dire alternativement une narine l'une après l'autre ; et surtout il ne s'effrayera pas si quelques gouttes d'eau restées dans les anfractuosités de ses méats viennent tout à coup à provoquer une

---

(1) J. CORNELOUP, *loco citato*.

petite inondation nasale lorsqu'il tiendra la tête penchée en avant, à l'occasion d'une correspondance par exemple et quelquefois une heure ou deux après l'opération

L'irrigation nasale *antérieure* que nous venons de décrire est, dans certains cas, complétée par l'*irrigation rétro-nasale* au moyen d'une canule recourbée — de Vacher ou de Moure — introduite par la bouche derrière le voile du palais et pénétrant jusque dans l'arrière-nez. C'est l'opération la plus difficle de la cure de Challes ; elle a d'ailleurs des indications limitées et exige un certain entraînement par des séances d'introductions préparatoires qui ne pourront se faire que sous la direction patiente du médecin. Quelques malades pusillanimes ou nerveux ne pourront d'ailleurs jamais la réussir bien que, anatomiquement, la largeur de leur naso-pharynx permette facilement le passage de la sonde ; nous en connaissons d'autres, par contre, qui l'exécutent dès la première fois, avec un brio tout à fait remarquable.

Un service de *pipettes nasales* annexé aux irrigations dans le nouvel Etablissement thermal permettra de remplacer celles-ci lorsque le médecin traitant — et son avis est toujours scrupuleusement observé par le médecin consultant — en aura défendu l'emploi. D'une mise en scène moins impressionnante, d'exécution plus facile, ce procédé permet surtout de débarrasser mécaniquement les fosses nasales de nombreuses sécrétions muco-purulentes qui les obstruent et peut, dans certains cas, constituer une excellente préparation à la pratique des irrigations nasales ; mais il est évidemment insuffisant à faire réagir, par un contact prolongé de l'eau minérale, une muqueuse atrophiée et atone ou à débarrasser un nez ozéneux des nombreuses croûtes qui l'encombrent : l'on est étonné parfois de l'énorme quantité d'eau qu'il faut pour obtenir ce résultat et certainement quelques pipettes d'eau n'y suffiraient pas.

Bain sulfureux

Le *bain minéral* de Challes a des indications assez limitées : à l'époque où l'on y soignait des affections cutanées nombreuses ou de rares accidents spécifiques, il constituait, avec la cure de boisson, la pratique thermale dominante ; il était alors assez fréquemment combiné avec l'emploi des *douches pulvérisées locales*, qui sont des appareils de pulvérisations chaudes plus puissants et mobiles sur une tige verticale qui permet de faire agir l'eau minérale sur n'importe quelle région du corps. Ces pratiques se prescrivent encore, mais la spécialisation de Challes en a limité considérablement leur emploi.

A cause de sa haute sulfuration, l'Eau de Challes n'est *jamais employée pure en bains* ; elle est, au contraire, largement diluée par addition d'eau ordinaire : habituellement, le bain est préparé avec 15 litres d'eau minérale coupée de 180-200 litres d'eau ordinaire. Cet emploi de l'eau sulfureuse comme « *eau-mère* » se justifie d'ailleurs par les équivalences suivantes : 15 litres d'Eau de Challes ont la même sulfuration que :

105 litres d'Eau de Luchon.	265 litres d'Eau de Marlioz.
156 litres d'Eau de Labassère.	292 litres d'Eau d'Ax-les-Thermes.
166 litres d'Eau d'Enghien.	367 litres d'Eaux-Bonnes.
187 litres d'Eau d'Allevard.	415 litres d'Eau de Cauterets.

Nous ne conseillons pas au baigneur zélé, dans l'espoir de guérir une dermatose même des plus rebelles, de prendre un bain plus fortement sulfureux, qui lui serait d'ailleurs refusé, car ce n'est que sur ordonnance médicale que la minéralisation du bain est portée à 20 ou 25 litres, doses rarement dépassées : ici encore, la thérapeutique thermale est une question de mesure, de progression et de surveillance en conformité du vieux principe « primum, non nocere » (d'abord, ne pas nuire).

Direction de la Cure

C'est la combinaison de ces différentes pratiques thermales qui constitue la cure thermale ; celle-ci doit être adaptée à chaque cas particulier, non seulement pour en poser l'indication ou la contre-indication, mais aussi pour déterminer quelles sont les opérations nécessaires et celles qui sont inutiles et pour fixer leur durée et les détails de leurs applications. Or ceci est affaire exclusivement du médecin consultant, nous ne cesserons de le répéter, dussions-nous avoir l'air de vouloir faire prendre notre ours. Il n'existe pas d'ailleurs une formule passe-partout pour le traitement, même d'un cas bien déterminé et que nous supposerions toujours identique : chaque malade présente une réaction individuelle qui peut obliger le médecin à modifier certaines pratiques thermales ou même à les proscrire tout à fait. « La cure thermale n'est donc pas une chose simple, mais très complexe, qui justement a une grande valeur parce qu'elle représente un ensemble : chaque élément pris à part n'a qu'une valeur relative et le bénéfice total ne peut être obtenu que si tous les facteurs de la cure se trouvent réunis » (1).

Voilà qui nous éloigne sensiblement de la conception assez simpliste que certains baigneurs se font de la cure, considérant que plus celle-ci sera intensive, plus certains seront ses résultats ; aussi dès les premiers jours, ils absorbent 4 ou 5 verrées d'eau, font des séances de pulvérisations d'une demi-heure au moins (quelquefois deux par jour), abusent des gargarismes ou des bains et, pour ne perdre aucun bénéfice de leur séjour à l'Etablissement, passent tous leurs loisirs à la salle d'inhalation, y lisant leur journal ou faisant leur correspondance : c'est la catégorie des baigneurs à

---

(1) Alb. Robin et Bardet. *Annuaire des Eaux minérales*, 1913

cure intensive. Un certain nombre de malades, les gens d'affaires particulièrement, pour qui « le temps est de l'argent », tombent facilement dans cet excès et s'imaginent qu'en doublant les doses, ils pourront impunément réduire de moitié la durée de la cure.

Par contre, la catégorie des sceptiques qui croient volontiers que le traitement par les eaux est un bluff et que leur médecin les a envoyés dans une station thermale simplement pour s'y distraire, ne font qu'un simulacre de cure : ils accepteront volontiers certaines pratiques thermales courtes ou faciles si elles ne contrarient pas trop le programme toujours chargé de leur journée (grandes excursions automobiles, réunions mondaines, tennis, thé, Casino, etc...), mais ils refuseront systématiquement certaines opérations qu'ils considèrent comme inutiles. Cette catégorie est relativement peu nombreuse à Challes, car dans cette station *l'ambiance thermale est toute au traitement* et exerce une influence importante sur le malade : à force d'entendre répéter autour de lui les heureux effets de la cure, ses succès merveilleux par d'anciens baigneurs fidèles et reconnaissants, le sceptique du début finit par être un convaincu sincère et deviendra, la saison suivante, le baigneur le plus docile, celui qui suivra le plus à la lettre les prescriptions médicales.

Epoque de la Cure

Une cure thermale ne peut avoir lieu qu'à une certaine époque de l'année, pendant la belle saison qui seule permet les déplacements faciles et promet une villégiature agréable. La saison thermale à Challes allait autrefois du 15 mai au 15 octobre ; elle a été réduite par les nécessités de la guerre à la période du 1er juin au 30 septembre. Mais, avec quelques aménagements de chauffage à l'Etablissement thermal et dans les hôtels, pour éviter les inconvénients de quelques journées plus froides ou pluvieuses, la saison pourrait être considérablement allongée et durer au moins six mois. Sa situation basse (300 m. en moyenne) et son climat permettent en effet de la fréquenter agréablement à une époque où l'on ne peut se rendre aux stations sulfureuses des Pyrénées qui sont presque toutes à une altitude élevée. Le programme de l'« allongement des saisons » préconisé par l'Office national du Tourisme est donc plus facilement réalisable à Challes que partout ailleurs.

Durée de la Cure

Quelle doit être la durée de la cure ? C'est une question qui nous est souvent posée dès le premier jour du traitement et à laquelle il est souvent impossible de répondre. Sans doute les 21 jours classiques, établis par la mode, constituent une moyenne rarement dépassée ; mais, dans bien des cas, le baigneur aura avantage à la prolonger jusqu'au moment où se feront sentir les *signes de saturation* : ceux-ci seuls devraient servir de criterium pour fixer la durée de la cure ; mais en pratique, il en va tout autrement. L'on ne devra d'ailleurs pas confondre avec ceux-ci certains *symptômes d'intolérance* dus à l'abus de boisson sulfureuse et de certaines pratiques thermales.

Nombre de Cures

Pour la même raison, il est difficile de fixer *a priori* le nombre de cures nécessaires ; c'est une question d'espèce, et tandis que certaines affections peu anciennes sont guéries par une ou deux saisons, d'autres plus rebelles, pourront nécessiter 3 ou 4 cures successives et le malade aura souvent avantage à les rapprocher le plus possible pour ne pas perdre complètement le bénéfice des cures précédentes. En effet, il se produit assez fréquemment, dans les 4 ou 5 semaines qui suivent le traitement thermal une sorte de *réaction de la cure* qui donnerait volontiers au médecin et au malade non prévenus l'impression d'une aggravation du mal ; puis, dans les mois qui suivent, l'amélioration habituellement — mais non toujours — constatée vers la fin du traitement fait à la station, s'accentue et se prolonge pour ne s'atténuer qu'à la longue. Il semble à ce moment que le « coup de fouet » donné à tout l'organisme par l'action reconstituante du soufre, est désormais épuisé et qu'une nouvelle cure s'impose. Aussi, conseillons-nous à ces malades de revenir dès l'ouverture de l'Etablissement thermal pour ne pas perdre complètement le bénéfice de la première. Il en est ainsi assez fréquemment en thérapeutique ordinaire ; il ne faut pas toujours attendre que l'effet d'un médicament soit tout à fait épuisé pour en reprendre une seconde série.

Cure intercalaire

Dans ce même but, nous prescrivons souvent à nos malades une *cure intercalaire à domicile*. Celle-ci d'ailleurs ne devra se faire que sur avis du médecin traitant qui prononcera en dernier ressort sur son opportunité. Seul, en effet, le médecin qui suit le malade peut décider du moment où cette cure pourra être faite : il serait tout à fait maladroit, par exemple, de livrer une gorge récemment enflammée par une laryngite ou une angine aiguë à une série de pulvérisations d'Eau de Challes, comme il serait inopportun et dangereux de faire des irrigations nasales au cours d'un violent coryza. Nous verrons plus loin comment l'Eau de Challes réunit parfaitement les qualités requises pour l'embouteillage et l'exportation et nous indiquerons alors son mode d'emploi à domicile. Il est nécessaire au préalable de déterminer sa valeur physiologique et de fixer ses indications ou contre-indications.

Action physiologique
et thérapeutique

L'Eau de Challes peut servir d'eau sulfureuse type pour déterminer l'action physiologique du soufre, à cause de sa haute sulfuration qui la classe de plusieurs longueurs en tête des eaux sulfureuses et aussi parce qu'elle présente un mélange complexe des composés du soufre (monosulfures, sulfhydrates, polysulfures, hyposulfites, hydrogène sulfuré). C'est elle que nous avons choisie pour cette étude dans nos travaux antérieurs (1).

Prise à la source, elle fournit du *soufre vivant* sous une forme particulièrement assimilable, alors que les préparations de l'ancienne pharmacopée (soufre subli. u précipité) et même les préparations récentes de soufre colloïdal sont souvent insolubles et éliminées en nature, ce qui les rend inactives. L'analyse chimique ne nous révèle en effet que le squelette, pour ainsi dire, d'une eau minérale ; « ses différents éléments sont groupés d'une façon mobile, c'est-à-dire éminemment transformable ; tous les corps représentent des ions positifs

---

(1) D\u02b3 J. Vincent, *Contribution à l'étude de l'action physiologique des eaux sulfureuses* (*Archives générales d'hydrologie, de climatologie et de physicothérapie*, juin et juillet 1907). — Du même : *Le Soufre. Physiologie. Thérapeutique. Hydrologie clinique* (Mémoire présenté à l'Académie de Médecine, 11 mai 1920).

ou négatifs qui passent de l'un à l'autre dans des combinaisons incessamment variables ; à ces molécules viennent s'ajouter sous une forme particulière (et probablement colloïdale) des corps beaucoup plus nombreux qu'on ne le pensait jadis et suceptibles d'opérer des modifications peut-être importantes dans le dynamisme thérapeutique de l'eau minérale. Celle-ci représente donc un être vivant qui n'a rien de comparable à la solution qu'on peut obtenir en mélangeant et en dissolvant des sels dans un laboratoire... ; on sait qu'elle vaut autant et parfois plus par ses propriétés physiques que par sa composition chimique » (1).

Mais nous sommes encore mal fixés sur les premières et en attendant que les analyses en cours nous renseignent sur les phénomènes de radio-activité, d'ionisation, d'état colloïdal de l'Eau de Challes, nous sommes obligés, dans notre étude, de ne considérer que l'action physiologique du soufre : on peut en dégager nettement les lois qui président à sa circulation dans l'organisme (métabolisme) et qui démontrent l'action prépondérante de l'hydrogène sulfuré dans la médication sulfureuse ; nous étudierons ensuite l'action du soufre sur la nutrition générale et son action plus spéciale sur certains organes (voies respiratoires, peau, appareil articulaire, etc...)

Métabolisme du Soufre

Quel que soit le composé du soufre, pour que celui-ci soit utilisé au cours de sa circulation dans l'organisme, il faut nécessairement qu'il *passe par l'état chimique de l'hydrogène sulfuré :* cette Ire *loi* du métabolisme du soufre est vraie pour les monosulfures, sulfhydrates, polysulfures ; ceux-ci introduits par la voie stoma-

---

(1) Alb. Robin et Bardet, *Annuaire des Eaux minérales*, 1913.

cale (cure de boisson) donnent lieu rapidement (par action de l'acide chlorhydrique que contient le suc gastrique) à la formation de ce gaz sulfhydrique, en même temps qu'il se forme un chlorure (de sodium ou de calcium, suivant que l'eau minérale est sulfurée-sodique ou sulfurée-calcique). Cette loi se vérifie aussi pour les préparations de soufre en nature : du soufre broyé dégage spontanément de l'hydrogène sulfuré au contact de tous les tissus de l'organisme. Enfin cette proposition est également démontrée pour les préparations de soufre colloïdal obtenues par la voie chimique : elles ne sont actives que si elles donnent lieu à la réaction précédente et nous avons pu baser sur elles la valeur de ces préparations récemment introduites en thérapeutique ; quelques-unes de ces spécialités (principalement celles de soufre *blanc dit colloïdal* et celles qui sont à l'état de poudres ou de granulés) ne donnent pas lieu à la formation d'hydrogène sulfuré après absorption et sont inactives.

Lorsque l'hydrogène sulfuré existe à l'état faiblement combiné, sous forme de sulfhydrate, il se dégage de l'eau minérale facilement, par simple dispersion ou par brisement de celle-ci ; il est ainsi utilisé dans les pratiques de la pulvérisation et de l'inhalation : l'hydrogène sulfuré est alors fixé directement sur l'hémoglobine du sang et nous avons vu, en étudiant l'inhalation, que la voie pulmonaire était la voie la plus rapide (mais aussi la plus dangereuse) de l'absorption du soufre. L'hydrogène sulfuré, corps gazeux, est d'ailleurs le seul, parmi les composés du soufre, qui puisse s'absorber directement par le poumon et par la peau ; cette dernière voie est utilisée dans la pratique des bains et des étuves sulfureuses : elle explique, en partie, l'action du soufre sur les dermatoses.

2e *loi* : Quelle que soit la voie d'absorption (digestive, pulmonaire ou cutanée) le *soufre s'oxyde de plus en plus* en circulant dans l'organisme : lorsque cette oxydation arrive à son terme ultime, l'élimination du soufre se fait alors par le *rein* sous forme de sulfates minéraux ou de corps sulfo-conjugués ; nous verrons plus loin ir   rtance de ces derniers. Quant aux premiers, ils représentent des composés du soufre définitivement inutilisables et qui ont épuisé toute leur activité thérapeutique. Une petite quantité de soufre s'élimine aussi par trois autres voies sous forme d'hydrogène sulfuré : le *poumon* (on peut déceler ce gaz dans l'air expiré chez les personnes soumises à une cure sulfureuse assez intensive) ; une petite quantité s'élimine enfin *par la peau* (mélangée à la sueur et au gaz carbonique qu'elle contient) et *par l'intestin* (communiquant aux matières fæcales une odeur *sui generis)*.

Il y a donc une *véritable imprégnation de tout l'organisme par l'hydrogène sulfuré qni explique son rôle prépondérant dans la médication* et permet d'établir la valeur d'une eau sulfureuse : plus celle-ci pourra produire de grandes quantités d'hydrogène sulfuré, plus elle sera active. C'est ainsi que s'établit la supériorité de l'Eau de Challes, car elle contient non seulement une certaine quantité d'hydrogène sulfuré à l'état libre (dissous dans l'eau ou se dégageant spontanément) ; elle peut surtout en produire beaucoup par décomposition de ses autres éléments soufrés, monosulfures ou sulfhydrates de sulfure, etc...

Action sur la nutrition générale

Entre ses voies d'absorption et ses voies d'élimination, l'hydrogène sulfuré ne traverse pas l'organisme comme un corps inactif : il a une action importante sur le sang, sur la combustion des tissus, sur certains produits toxiques et enfin sur toutes les cellules de l'organisme, particulièrement celles qui ont besoin d'une grande quantité de soufre pour leur constitution.

Le soufre *fait partie intégrale de l'oxyhémoglobine,* élément important du sang ; on a trop oublié ce fait et comme nous l'écrivions dès 1909 : « cet élément ne doit pas jouer ici le rôle de simple figurant ; il a évidemment un rôle aussi important que le fer dans la constitution moléculaire et dans la fonction biologique de l'hémoglobine (1) », puisque la teneur du sang en soufre est plus élevée que celle du fer. Il existe vraisemblablement des anémies par insuffisance sulfurée : l'augmentation de la richesse du sang en globules et de la quantité d'oxyhémoglobine a d'ailleurs été constatée au cours des cures sulfureuses.

Les expériences de Fumouze au laboratoire et les examens de M. Labbé chez l'homme ont montré que *l'hydrogène sulfuré active la réduction de l'oxyhémoglobine :* il force celle-ci, après qu'elle a fixé de l'oxygène au niveau du poumon, à le céder aux tissus, activant ainsi leurs oxydations et réalisant ce que nous avons appelé une « *accion de tirage* », une « *véritable avance à l'allumage* » qui favorise et exalte les combustions intra-organiques.

Cette *suractivation des échanges nutritifs* est démontrée d'une façon indiscutable par l'analyse des urines : c'est une véritable décharge d'acide urique au début de la cure ; plus tard le chiffre de l'urée (terme ultime de l'oxydation des albuminoïdes) s'élève, le rapport azoturique augmente, le rapport de l'ammoniaque à l'azote total et celui du soufre conjugué au soufre total diminuent. Parallèlement les chlorures augmentent, mais les phosphates diminuent ; il n'y a donc pas désintégration cellulaire. Cette action du soufre sur la nutrition générale se traduit par une excitation que Bordeu comparait déjà à l'«action de remontement » du café et se manifeste par un besoin d'activité, par la stimulation

____

(1) Dr J. VINCENT, *Deux idées fausses relatives aux Eaux sulfureuses. — Loco citato.*

de l'appétit, des fonctions digestives et hépatiques et une légère accélération du pouls.

De plus, *le soufre désintoxique*. Cette action antitoxique est fonction de la précédente puisque les éléments de déchets provenant des oxydations des tissus sont plus complètement brûlés et plus rapidement éliminés. Mais elle tient aussi à la combinaison qui se fait entre les composés soufrés et certains produits formés dans l'intestin : on sait en effet que les produits de désassimilation des corps de la série aromatique, à fonction phénolique, sont éminemment toxiques (phénol, paracrésol, indol, etc...) puisque, introduits à petites doses dans la circulation, ils produisent à la longue des accidents d'intoxication graves (céphalée, arythmie cardiaque, hypertension, neurasthénie, artério-sclérose, etc...). Le soufre neutralise pour ainsi dire ces poisons en les transformant en corps sulfo-conjugués (éliminés par l'urine), qui sont, au contraire, peu toxiques.

L'on n'est pas exactement fixé sur le mécanisme de la sulfo-conjugaison et l'on ne sait pas si elle se produit directement dans l'intestin ou si elle nécessite le passage du soufre dans le foie : cet organe en contient une proportion appréciable, par un des éléments importants de la bile, la taurine, dont la teneur en soufre atteint 25 0/0. En tout cas, cette action antitoxique exige du soufre et, sans la présence de cet élément, elle n'est pas possible.

Enfin, le *soufre réminéralise* l'organisme : on sait aujourd'hui que toutes les substances albuminoïdes dites quaternaires ne contiennent pas seulement de l'oxygène, de l'hydrogène, du carbone et de l'azote, mais aussi beaucoup d'autres corps chimiques qui sont absolument nécessaires à l'entretien de la vie. C'est ainsi que l'on a démontré successivement l'importance trophique du phosphore, de l'arsenic, du manganèse, etc... Or, « le soufre, dans l'organisme, se place même avant le phosphore par sa masse, la généralité de sa diffusion, la variété et la délicatesse des réactions vitales auxquelles il prend part » : nous en avons vu quelques-unes dans l'étude précédente et nous ne les entrevoyons probablement pas toutes.

Mais certains organes (les poils par exemple) ont besoin d'une plus grande quantité de soufre que d'autres tissus : ils peuvent, dans certaines conditions pathologiques encore mal déterminées, être en état de carence sulfurée ; ils *souffrent alors du manque de soufre*, pourrait-on dire, et si leur ravitaillement en cet élément ne se fait pas, c'est la mort de la cellule par inanition. C'est par la connaissance de ces *insuffisances sulfurées* que nous pouvons établir l'action la plus spéciale de la médication sulfurée dans certaines affections.

Actions plus spéciale du Soufre
sur certains organes

Dans les affections des voies respiratoires, cette action s'exerce sur les secrétions et la circulation des muqueuses ; elle agit aussi sur les produits microbiens, sur la ventilation pulmonaire et au total le soufre est un excellent tonique des voies aériennes.

1° *Action sur les secrétions glandulaires.* L'hydrogène sulfuré est un *expectorant :* dès longtemps le Dr Laborde a pu constater, dans une série d'expériences, qu'il faisait contracter les fibres musculaires lisses, et en particulier celles qui forment la tunique la plus importante des bronches, en provoquant des efforts de toux et d'expectoration. Au début de la cure thermale, le catarrhe augmente d'abord et l'expectoration devient plus fluide et plus abondante ; dans les formes de catarrhe sec, cette fluidification des crachats amène une amélioration fonctionnelle rapide ; dans les formes humides, après cette aggravation apparente du début, les secrétions deviennent muqueuses et plus claires, leur quantité diminue progressivement, suivant l'intensité et l'ancienneté de l'inflammation des muqueuses et finalement elles disparaissent. La médication *fournit d'ailleurs à cette mucine des voies respiratoires un élément soufré important* dont elle a besoin pour bien remplir son rôle : elle contient en effet 1,4 °/₀ de soufre et l'absence de cet élément serait la mort des cellules mucipares. Or la mucine joue un rôle important contre l'invasion microbienne en balayant les poussières et en entraînant les microbes, si bien que l'on a pu dire avec justesse que « la défense des voies respiratoires est une fonction du soufre ».

2° *Action sur la circulation.* L'hydrogène sulfuré produit au niveau des muqueuses respiratoires de la *vaso-dilatation et une congestion* parfois très marquée, *pouvant aller jusqu'à l'hémoptysie :* cette congestion n'est d'ailleurs pas proportionnelle à la quantité de soufre ingéré et il ne faudrait pas croire que plus une eau est sulfureuse, plus elle est congestive ; nous pensons avoir démontré que cette idée assez courante est fausse. Cette congestion est due, à notre avis, à une mauvaise prescription de la médication ; elle est la conséquence de séances d'inhalation trop prolongées ou trop riches en gaz sulfhydrique ; elle peut être due aussi à une élimination trop rapide de celui-ci à travers le poumon lorsque les doses d'eau n'ont pas été suffisamment fractionnées ou ont été manifestement trop fortes. Comme nous l'avons déjà écrit, « l'hydrogène sulfuré est une arme puissante, mais c'est une arme à double tranchant : il faut savoir la manier, craindre surtout d'accumuler les doses et maintenir un équilibre entre son absorption et son élimination. »

Mise à part la tuberculose qui est contre-indiquée aux eaux sulfureuses pour les raisons que nous exposerons plus loin, l'hémoptysie ne se produit jamais à Challes qui est pourtant l'eau la plus riche en soufre ;

l'action de celui-ci peut donc parfaitement se régler pour rester dans les limites d'une irrigation plus large des muqueuses « en forçant les vaisseaux à abandonner leur régime de circulation torpide pour un régime de pleine et entière circulation. » (Renaut.)

3º *Action antiseptique.* L'hydrogène sulfuré est un antiseptique de premier ordre et son action bactéricide a été bien démontrée dans les expériences de laboratoire, particulièrement sur les cultures du bacille de Koch, le streptocoque, le staphylocoque doré, le bacille de la diphtérie, etc..., hôtes habituels de la bouches ou des voies aériennes. Cette action s'exerce vraisemblablement au sein des tissus en détruisant les colonies microbiennes et en s'opposant à leur pullulation ; elle est d'autant plus marquée qu'il existe au niveau du poumon, chez les personnes soumises à la cure sulfureuse, un double courant d'hydrogène sulfuré : l'un, d'entrée, dans les pratiques de l'inhalation et de la pulvérisation, l'autre, de sortie, par élimination de ce gaz à travers le poumon. Cette élimination par la voie pulmonaire et, parallèlement par la peau et l'intestin, ménage le filtre rénal et établit la supériorité de l'hydrogène sulfuré sur les autres antiseptiques qui ne s'éliminent que par la voie urinaire.

4º *Action sur la ventilation pulmonaire.* L'hydrogène sulfuré a aussi une action sur le bulbe rachidien qui, lorsqu'elle n'est pas poussée jusqu'à un effet toxique, produit seulement un ralentissement et une amplification des mouvements de la respiration que l'on peut constater en mesurant la capacité thoracique au spiromètre de Verdin et qui entraîne elle-même une meilleure hématose au niveau du poumon.

Par ces actions diverses, les muqueuses deviennent moins sensibles aux causes d'irritation, leur hyperesthésie s'émousse, la toux réflexe diminue ou disparaît, les muqueuses aériennes sont fortifiées, leur résistance physiologique est accrue et ces modifications sont durables si la cure a été suffisante : les *sulfureux sont donc d'excellents toniques des voies respiratoires.*

Dans les maladies de la peau, le soufre ou ses composés peut agir par action de contact direct : il agit surtout par l'*action parasiticide et antiseptique* de l'hydrogène sulfuré sur les parasites ou les éléments microbiens qui jouent souvent un rôle primitif ou un rôle secondaire important dans les dermatoses : l'hydrogène sulfuré s'absorbe en effet directement à travers l'épiderme dans la pratique des douches ou des bains sulfureux, tandis que les sels minéraux dissous dans le bain ne traversent pas la peau. C'est à cette action qu'il faut attribuer les heureux effets du soufre contre l'acare de la gale, le parasite cryptogamique des pityriasis, le staphylocoque de l'acné, le streptocoque de l'impetigo ou des dermites infantiles, etc...

Le soufre *fournit aussi aux tissus ectodermiques* (peau, ongles, poils, cheveux) *la forte proportion de kératines* dont ils ont besoin pour se constituer ou pour se réparer : ces kératines sont en effet, parmi les substances protéiques, celles qui ont le plus besoin de soufre, car elles en contiennent une proportion élevée qui est d'au moins 5 % et peut atteindre jusqu'à 9 % dans les poils roux. Les maladies de la peau sont certainement une grande cause de déminéralisation soufrée et le soufre alimentaire contenu dans les albumines végétales ou animales est absolument insuffisant à combattre celle-ci ; il faut nécessairement une résulfuration thérapeutique que la cure thermale réalise au mieux et sous une forme facile, par la combinaison du soufre pris à l'intérieur avec les pratiques diverses de balnéation : celles-ci, par le décapage et le ramollissement de l'épiderme quotidiennement renouvelés, permettent au soufre d'agir directement et avec efficacité sur le parasite ou le microbe.

La médication sulfureuse agit enfin comme *agent de désintoxication* par le mécanisme de la sulfo-conjugaison précédemment étudiée et par son action diurétique importante ; elle exalte profondément les échanges nutritifs et, par tous ces moyens, s'adresse non pas seulement à la lésion cutanée, mais à la diathèse dont celle-ci n'est souvent que l'expression, puisque beaucoup de dermatoses ne sont que des réactions cutanées d'une prédisposition acquise ou héréditaire, tels le prurit, l'urticaire, l'eczéma.

Rhumatisme chronique. — C'est aussi par la notion de l'insuffisance sulfurée que les Professeurs Alb. Robin et Maillard ont été amenés à instituer un traitement rationnel du rhumatisme chronique par le soufre, confirmant ainsi, par des considérations de chimie biologique — ce que l'empirisme ancien et la clinique thermale avaient démontré depuis longtemps — les heureux résultats de la cure sulfureuse dans cette affection : « le cartilage nécessaire à l'intégrité des surfaces articulaires a pour caractéristique constitutionnelle l'acide chondroïtine-sulfurique, composé du soufre ; d'autre part, la présence de mucine (1,4 $^0/_0$ de soufre) dans diverses pièces des régions articulaires (tendons, capsules) et dans la synovie permet de penser que la bonne et abondante utilisation du soufre n'est pas indifférente à l'intégrité de l'appareil articulaire. » Ces auteurs ont montré en effet que le rhumatisme chronique et une de ses formes particulièrement rebelle, la polyarthrite déformante progressive, sont justiciables d'une résulfuration thérapeutique : avec des observations à l'appui, ils ont soutenu que l'on peut obtenir la guérison complète de cette maladie réputée jusqu'ici incurable, lorsque le traitement est appliqué de bonne heure. Même dans les cas anciens où les déformations et l'ankylose remontent à des années, on note une amélioration inespérée, un arrêt dans sa marche progressivement fatale, à condition que les déformations squelettiques ne soient pas devenues irrémédiables.

Si l'on admet simplement que les affections rhumatismales sont dues à un ralentissement de la nutrition amenant un état uricémique du sang, comme le soutenait le Professeur Bouchard, on comprend aussi l'action profonde du soufre, par tout ce que nous avons dit de son action diurétique et de son action sur la combustion des matériaux albuminoïdes qui en fait un véritable ferment oxydant.

Action du soufre sur les sels mercuriaux. — Cette action importante, très utilisée avant la découverte du 606 ou autres composés de novarsénobeuzol, est basée sur des expériences déjà anciennes d'Astrié (1852) vérifiées plus récemment par Desmoulières et Bertier : elles ont montré l'*action solubilisante des composés du soufre sur les sels de mercure* qui, introduits seuls dans la circulation, forment des chloro-albuminates insolubles.

Cette propriété permet, en combinant la cure sulfureuse avec le traitement spécifique, de mobiliser les réserves de mercure accumulées dans les tissus, de les rendre actives, combat efficacement les accidents d'intoxication mercurielle (stomatite en particulier) et permet ainsi un traitement intensif chez des malades présentant des accidents tertiaires graves et menaçants, particulièrement des gommes en voie d'ulcération.

Cette action est à rapprocher de la propriété récemment découverte par A. Lumière, que certains composés du soufre, et particulièrement l'hyposulfite de sodium, empêchent la floculation colloïdale qui, suivant cet auteur, serait la cause des accidents d'anaphylaxie. Cette théorie séduisante ouvre la porte à de nouvelles recherches — que nous avons exposées dans notre ouvrage sur « *Les Médications sulfurées* » (1) — relativement à l'*action anti-anaphylactique du soufre*.

Autres applications des propriétés du soufre. — Pour faire un exposé complet des propriétés physiologiques du soufre en général et des eaux sulfureuses en particulier, signalons leur emploi en injections, dans certaines **affections gynécologiques** (métrites, vaginites), emploi parfaitement justifié par ce que nous avons dit de l'action antiseptique du soufre et peut-être aussi par une action spéciale sur la musculature de l'utérus qui est probablement comparable à celle qu'exerce l'hydrogène sulfuré sur les muscles des bronches.

C'est aussi cet effet antiseptique qui explique l'ancien emploi des eaux pyrénéennes dans les « plaies d'arquebusade » dès le 16ᵉ siècle et le regain d'actualité donné par la guerre à ce mode de traitement des **blessures par armes à feu**, particulièrement les plaies atones et les trajets fistuleux. Nous-même, au début de la guerre, avec la collaboration du Dʳ Raugé, en septembre et octobre 1914, nous avons traité systématiquement par les pulvérisations sulfureuses de Challes, et quelquefois par les bains, les blessés hospitalisés dans cette station : c'étaient habituellement des blessés des membres par éclats d'obus avec fracas osseux ou plaies des parties molles, profondes, anfractueuses et déchiquetées. Ces blessés venant de la bataille de la Marne arrivaient avec des pansements souvent sommaires remontant parfois à 8 jours, toujours baignés de pus et infectés ; pas un seul n'avait reçu d'injection antitétanique et presque tous avaient voyagé dans des wagons à bestiaux non désinfectés. Les pansements étaient décollés sans douleur sous le jeu puissant des pulvérisa-

---

(1) Dʳ J. VINCENT, *Les Médications sulfurées* (Collection des *Actualités médicales*). J.-B. Baillère et fils, éditeurs, Paris, 1922.

tions chaudes, véritable cataplasme de vapeur, et la plaie était fouillée dans ses moindres recoins par cette buée pénétrante et antiseptique, puis recouverte d'un simple pansement aseptique sec. Nous n'avons noté aucun accident tétanique sur plus de 150 blessés ainsi traités.

Mais nous avons toujours observé des réparations rapides des plaies qui bourgeonnaient de la profondeur à la surface, après ablation des corps étrangers ou après la sortie spontanée d'esquilles osseux ou de débris vestimentaires ; il n'était pas même nécessaire de régulariser les tissus déchiquetés : les parties sphacelées s'éliminaient spontanément, le bourgeonnement marchait rapidement avec un aspect de bon aloi et demandait seulement parfois à être modéré et aplani par une légère cautérisation au nitrate d'argent. Les cicatrices restaient souples et mobiles ; les raideurs articulaires étaient rapidement disparues, lorsque surtout nous prescrivions un massage sous la douche pulvérisée.

Bien souvent, plus tard, au cours de notre séjour aux armées, nous avons eu l'occasion de voir soigner par la méthode Carrel-Dakin des blessés de guerre ; lorsque l'on nous engageait à nous extasier devant les résultats d'ailleurs habituellement excellents, nous pensions au processus bien plus rapide de cicatrisation des plaies par les pulvérisations de Challes : mais nous avons toujours gardé notre impression pour nous.

Cette méthode qui a donné d'excellents résultats pourrait certainement être employée à domicile, pour le traitement par l'eau fortement sulfureuse de Challes, *de certains ulcères désespérants, de certaines plaies atones ou fistules* qui ne se ferment jamais malgré l'intervention opératoire.

Indications et contre-indications

Quelles sont les affections justiciables de la cure de Challes ? Bien que celle-ci, par sa forte minéralisation (en vertu du principe « qui peut le plus, peut le moins »), par son action modérément excitante et peu congestive (si elle est bien surveillée), par ses variétés d'application, par son installation thermale enfin, puisse synthétiser à elle seule presque toutes les indications de la médication sulfurée, néanmoins nous ne réclamerons pas pour cette station tous les malades déficients en soufre : le débit de la source n'y suffirait pas, et d'ailleurs Challes a aussi son équation personnelle, sa *spécialisation*.

Les premières observations médicales relatives à l'Eau de Challes ont été faites à Aix-les-Bains où l'on en faisait un large emploi avant la création de l'Etablissement thermal de Challes, par la combinaison habituelle de cette eau (principalement en boisson) avec les pratiques spéciales à Aix (douche-massage, bains de vapeur, etc...) : elle a fait l'objet de nombreuses communications à la Société médicale d'Aix, surtout de 1850 à 1875, et comme nous le rappelions dans une publication antérieure (1), « ce fut dès son appari-

____

(1) D{{r}} J. VINCENT. *Une Filiale d'Aix : Challes, la Reine du Soufre*, in *Echo d'Aix*, juin 1914.

tion un concert de louanges à son sujet ». On l'employait surtout dans les *affections glandulaires et lymphatiques*, dans la *scrofule* (adénites suppurées ou non), les *caries des os*, les *ulcères*, etc... ; elle était aussi très justement appréciée dans les *affections spécifiques* et dans les *abus mercuriaux*. Par suite de sa renommée grandissante, elle s'exportait au loin en assez grande quantité ; le Dr Domenget avait formulé ses indications dans différentes publications, mais la nomenclature de toutes les affections que l'on soignait alors par l'Eau de Challes fait quelque peu sourire aujourd'hui par la variété de ses applications.

Quoiqu'il en soit, l'on fit peu à peu, par l'observation plus minutieuse des cas observés, des éliminations successives dans la foule des maladies disparates qu'on y traitait au début et Challes devient tous les jours davantage, la *station par excellence des affections des voies respiratoires* : c'est là sa vraie spécialisation. Nous étudierons donc avec quelques détails les indications primordiales et nous établirons ensuite les indications secondaires de la cure de Challes.

INDICATIONS PRIMORDIALES

Affections du nez, gorge, oreilles. — Parmi les affections des voies respiratoires, Challes revendique plus particulièrement les affections du nez, de la gorge, et certaines affections de l'oreille consécutives aux précédentes.

Le traitement thermal ne remplace pas l'opération. — Parmi les affections oto-rhino-laryngologiques, il faut immédiatement faire une distinction capitale : beaucoup d'entre elles sont justiciables d'un traitement chirurgical et la cure de Challes ne saurait le remplacer ; si active que soit une eau minérale, elle est, chirurgicalement, *inopérante*. Elle est évidemment impuissante à rétablir la perméabilité d'une fosse nasale obstruée par un éperon, une déviation de la cloison ou un polype, à résoudre des végétations adénoïdes volumineuses ou des amygdales énormes, à guérir une otorrhée chronique par carie de la caisse, à tarir une suppuration des sinus sans curettage préalable, etc... Habituellement d'ailleurs, la question ne se pose pas : il est bien rare que les malades n'aient pas été vus par un spécialiste qui aura pratiqué l'opération nécessaire ou qui se réserve de la faire après la cure thermale. Chez l'adulte, l'intervention proposée est facilement acceptée ; il en va tout autrement quelquefois chez l'enfant dont les parents timorés « veulent tout essayer avant de se décider à l'opération » : nous visons ici tout spécialement la catégorie nombreuse d'enfants adénoïdiens (ou amygdaliens) pour lesquels il faut établir nettement les indications réciproques du traitement opératoire et du traitement thermal.

Adénoïdiens. — Ici encore, *l'opération est la règle et la cure sulfureuse peut seulement la préparer ou la compléter.*

L'hypertrophie du tissu lymphoïde porte habituellement sur les amygdales palatines et sur la 3e amygdale siégeant au niveau de la voûte pharyngée : c'est cette masse végétante plus ou moins volumineuse que l'on désigne sous le nom de végétations adénoïdes.

Les *trois amygdales servent souvent de porte d'entrée à de nombreuses infections* (fièvres éruptives, diphtérie, méningite cérébro-spinale, tuberculose, rhumatisme articulaire, etc...) ; elles sont *fréquemment aussi le siège de poussées inflammatoires* (angines ou adénoïdites) et enfin elles *donnent lieu à de nombreuses complications.* Celles-ci se rapportent à deux causes : obstacle mécanique et suppuration.

C'est l'*obstruction mécanique* provoquée par la présence dans l'arrière-nez par le bouchon adénoïdien qui crée le facies adénoïdien si typique, les déformations dentaires, les déformations du thorax (arrêt de développement avec rétraction de la paroi) pouvant même entraîner des déviations de la colonne vertébrale. Par l'absence de la respiration nasale, l'enfant garde la bouche ouverte surtout pendant son sommeil ; il ronfle et tousse la nuit ; il a souvent des troubles de la voix par mauvaise résonnance nasale et, surtout, la diminution de sa capacité thoracique et l'insuffisance des échanges gazeux du poumon créent des troubles graves dans le développement de l'organisme en voie de croissance.

Si la masse adénoïdienne ou les *amygdales s'infectent* et donnent du catarrhe purulent, en plus des troubles précédents, l'enfant est exposé à des infections graves : coryza chronique des « morveux », *sinusite, perte de l'odorat* et surtout l'infection de l'oreille, *l'otite moyenne aiguë* avec le lourd cortège de la suppuration indéfinie de la caisse et les surdités définitives. Ces infections peuvent retentir sur des organes éloignés : tombant dans le larynx lorsque l'enfant est couché, les sécrétions déterminent de la *toux pénible*, des accès de *spasme de la glotte* ou de la *laryngite striduleuse* (faux croup), de *l'asthme bronchique*. A la longue, les troubles trachéobronchiques peuvent amener de la *bronchite chronique* et de la *broncho-pneumonie :* ces enfants perpétuellement enrhumés, avec un état général lymphatique mauvais sont parfois pris pour des tuberculeux. Si les sécrétions purulentes sont dégluties par l'œsophage, elles déterminent facilement des *troubles gastro-intestinaux* et même des *crises appendiculaires*. Enfin, l'infection adénoïdienne peut retentir à distance sur le *rein*, déterminant de *l'albuminurie*, de la *néphrite aiguë* ou *chronique*, parfois même des *hémorragies rénales* qui ont été souvent attribuées à de la tuberculose rénale lorsque l'examen de l'arrière-nez n'a pas été fait.

Tous ces troubles graves *commandent l'opération :*

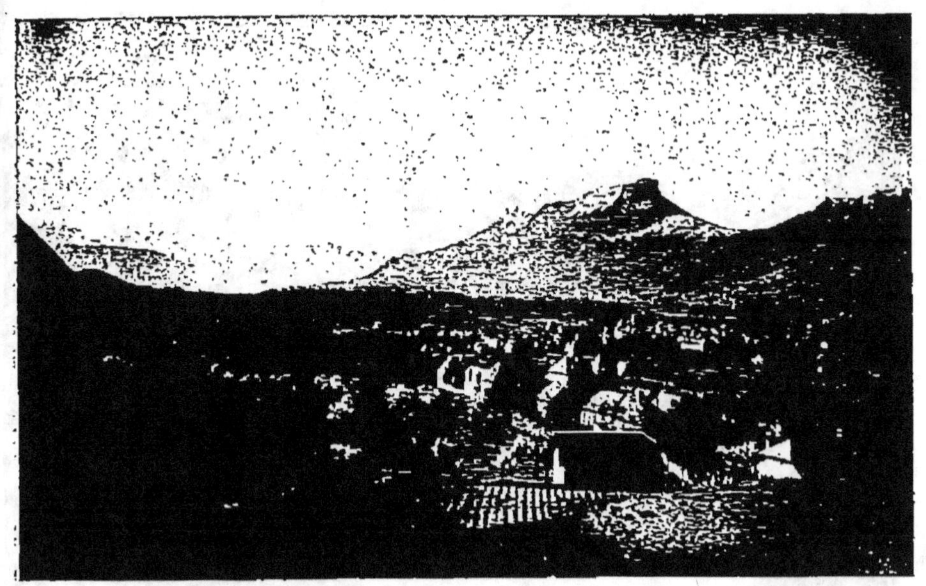

Cliché Blanc, Montmélian.

Challes, le Mont Granier et les Alpes

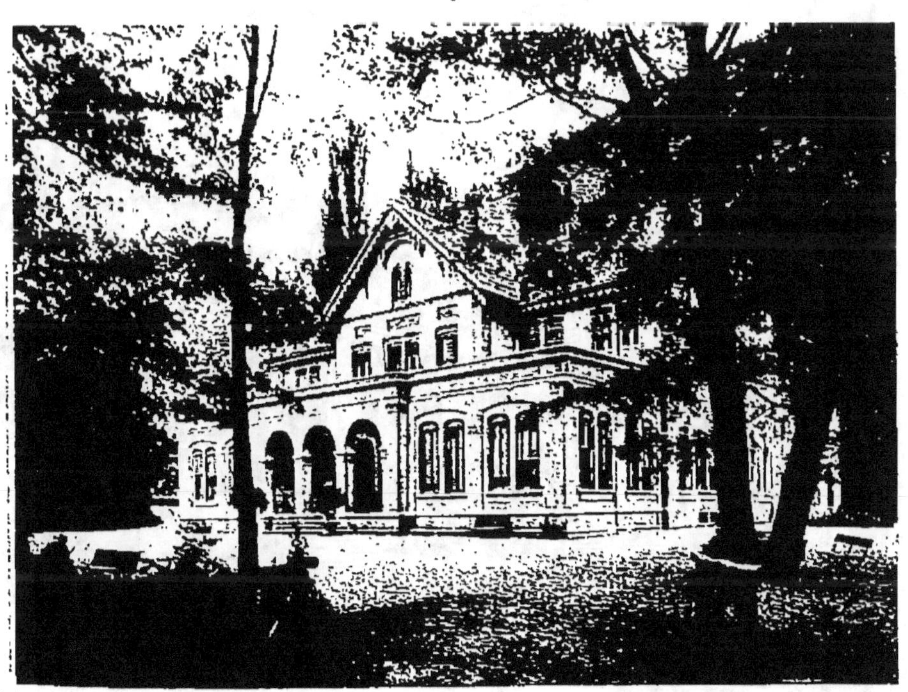

Cliché Blanc, Montmélian.

Etablissement Thermal

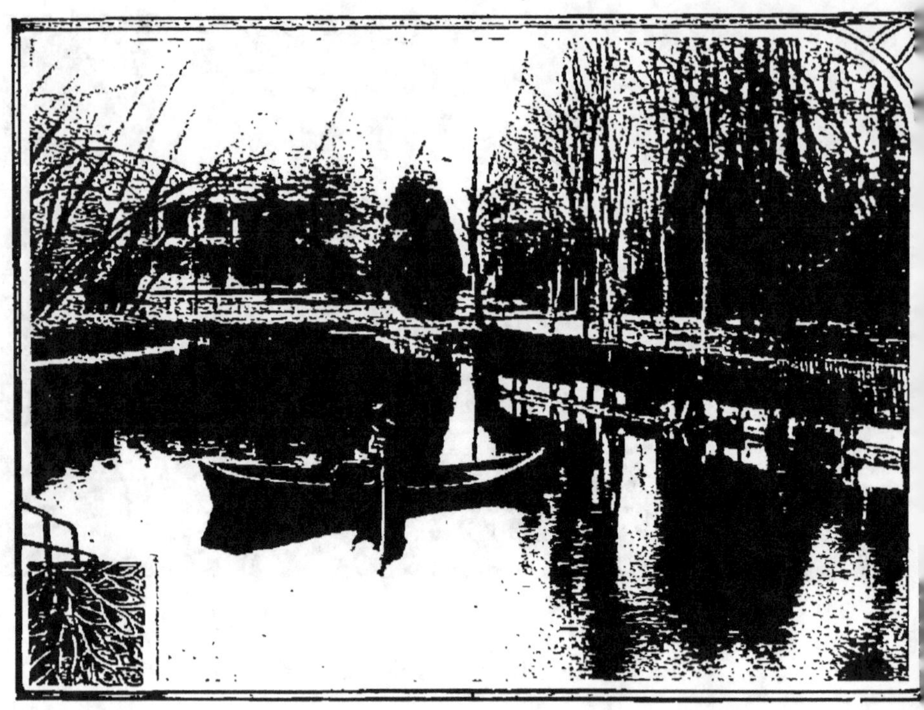

Le petit Lac et le Casino

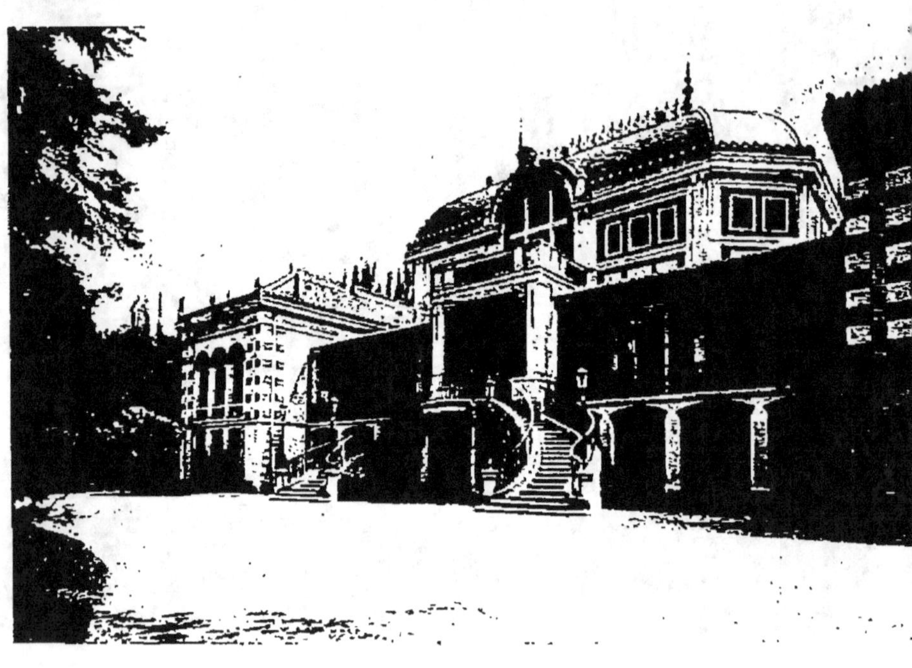

Cliché Blanc, Montmélian.

Le Casino

mais celle-ci peut être *dangereuse*, *différée* ou *insuffisante*, et c'est *alors qu'interviendra la cure thermale* (1).

Elle n'est guère *dangereuse* que chez les enfants nettement et fortement hémophiliques : l'opération exposerait alors à une hémorragie grave, souvent mortelle, malgré les injections préventives de sérum. Une cure sulfureuse sera alors indiquée.

L'opération est quelquefois *différée* lorsque les végétations sont peu volumineuses, ne créant pas de troubles auriculaires, retentissant peu sur l'état général ou sur les voies respiratoires : il y a lieu d'espérer, dans ces cas, une régression naturelle qui se produit parfois à partir de 15 ans (G. Laurens) ; la cure thermale favorisera alors cette tendance naturelle à l'atrophie et évitera ainsi l'opération. Plus fréquemment les poussées d'adénoïdites (avec otite le plus souvent) sont trop fréquentes ou les amygdalites se succèdent presque sans interruption : l'opération, faite dans ce milieu microbien, exposerait à des accidents infectieux ou à des hémorragies et, malgré les instillations nasales, les gargarismes ou les badigeonnages, le spécialiste n'arrive pas à trouver les 15 ou 20 jours d'accalmie nécessaires pour opérer dans une région relativement aseptique. Le traitement sulfureux constituera alors une excellente préparation à l'intervention, en désinfectant les recoins du cavum et du pharynx, en diminuant les sécrétions, en améliorant l'état général.

Mais, parmi la clientèle d'adénoïdiens aux stations thermales, la catégorie la plus nombreuse d'enfants est celle chez lesquels *l'opération a été insuffisante*. Sans envisager les récidives assez fréquentes, même avec l'opération la mieux exécutée, il persiste parfois des

____

(1) Dr J. VINCENT. *Le traitement thermal des hypertrophies du tissu lymphoïde* (végétations adénoïdes et hypertrophies des amygdales (*La Clinique*, 28 juin 1912).

récessus plus ou moins profonds, bourrés de tissu adénoïde qui peuvent échapper à toute action instrumentale, principalement au voisinage de la trompe et dans les régions latérales de l'arrière-nez. Souvent aussi une *rhinite purulente* ou du *catarrhe rhino-pharyngé* se sont définitivement installés : à cela rien d'étonnant pour une opération qui n'est pas faite à ciel ouvert, alors que d'autres cavités diverticulaires du nez, telles que les sinus, continuent à suppurer quelquefois après le curettage le mieux fait. L'enfant aura gardé bien souvent des stigmates indélébiles de son imperméabilité nasale ou d'une lente toxémie par déglutition de muco-pus. C'est une *raucité de la voix* devenue chronique par catarrhe laryngien, une des formes de la laryngite de l'enfance ; c'est une *débilité trachéo-bronchique*, quelquefois de l'*emphysème* ou de l'*asthme ;* les déformations thoraciques ont entraîné une *ventilation pulmonaire* insuffisante et l'enfant aura besoin de rééduquer sa respiration par des exercices de gymnastique respiratoire ; l'hypertrophie lymphoïde a souvent gagné les *ganglions cervicaux* ou créé de l'*adénopathie trachéo-bronchique.* Tous ces enfants ont d'ailleurs un *état général mauvais :* ce sont des lymphatiques ou des strumeux, souvent des spécifiques héréditaires ou des fils d'arthritiques.

La cure post-opératoire devra donc réaliser 3 indications : 1° *fortifier l'état général ;* 2° *favoriser la ventilation pulmonaire et l'hématose ;* 3° *désinfecter l'arrière-nez, la gorge et les voies respiratoires.*

Les adénoïdiens supportent très mal l'air marin ; « l'amélioration passagère qu'il donne souvent en été, se compense par une aggravation sérieuse l'hiver suivant » (Dr Lermoyez). Les eaux *salines* sont très excitantes et s'administrent presque exclusivement en bains généraux ; elles fortifient certainement l'état général, surtout chez les enfants lymphatiques qui présentent de gros ganglions cervicaux et peu de lésions muqueuses, mais elles sont *impuissantes* à réaliser directement les 2e et 3e indications.

Il reste les eaux arsenicales et les eaux sulfureuses : les premières conviennent seulement aux enfants excitables ou congestifs, c'est-à-dire des malades d'hérédité nettement neuro-arthritique, qui ont une tendance excessive aux accès d'asthme, aux rhumes des foins, aux congestions pulmonaires et dont les crises spasmodiques ont comme caractères : l'intensité immédiate des phénomènes fébriles, leur disparition rapide et leur répétition fréquente. Fils de goutteux, d'asthmatiques, de migraineux, souvent candidats à la tuberculose, ils sont justiciables des cures du Mont-Dore ou de la Bourboule.

Mais, lorsque ce sont des atones, non excitables, des enfants « mous, torpides », peu enclins aux réactions vives, lorsque surtout leurs muqueuses sécrètent beaucoup, ils sont justiciables du soufre. *Plus le catarrhe est abondant, plus il est purulent* et *plus une cure sulfureuse forte est indiquée :* le « pus appelle le soufre » et les catarrhes blancs aussi bien que les catarrhes jaunes sont aussi le triomphe de la cure sulfureuse ; comme l'écrivait très judicieusement le Dr Lermoyez dont l'autorité est incontestable en la matière « elle peut donner ici d'excellents résultats bien supérieures à ceux que s'efforcent de produire les badigeonnages chers aux spécialistes ».

Et Challes est de toutes les eaux sulfureuses la plus active chez les adénoïdiens, non seulement par sa forte minéralisation, mais parce qu'elle est le type de la cure de boisson en même temps qu'elle réalise au mieux l'indication de désinfection des voies respiratoires et aussi parce qu'elle est également iodurée et bromurée, se rapprochant ainsi des eaux salées et ces 2 éléments ayant une action résolutive et sédative. Voilà pourquoi Challes est une *station d'enfants* et, comme le disait le Dr Carron de la Carrière, organisateur du voyage d'études aux stations thermales, la « *station classique de la scrofule du fond du nez* ».

Amygdaliens. — Ce que nous venons de dire pour les végétations adénoïdes s'applique aussi aux hypertrophies des amygdales chez l'enfant : les deux vont d'ailleurs de pair habituellement et l'opération porte le plus souvent sur toute la masse du tissu lymphoïde ; les indications thermales sont donc les mêmes.

Mais chez l'*adulte*, quelques *indications spéciales* de la cure sulfureuse relèvent de l'hypertrophie seule des amygdales palatines. C'est ainsi que l'opération est parfois refusée par le spécialiste à cause d'anomalies artérielles, de vaisseaux particulièrement développés qui courent à la surface des organes ou de leur capsule fibreuse et qui exposeraient à une hémorragie foudroyante par béance des vaisseaux en cas d'intervention.

Quelquefois aussi les professionnels de la voix, les chanteurs en particulier, refusent l'amygdalotomie, par crainte que leur émission vocale ne soit compromise et leur carrière arrêtée. S'il n'est pas démontré que l'ablation des amygdales fasse perdre une ou deux notes en haut, dans la voix chantée, comme l'affirmait Roux, il est certain qu'il en résulte une modification des cavités de résonance « qui peut obliger le chanteur à modifier son émission vocale et à appuyer le son autrement qu'il ne le faisait, pour accorder le fonctionnement de sa glotte à la nouvelle cavité de résonance » (Ecat).

Plus fréquemment, les amygdales ont été sclérosées par des infections précédentes ou par des galvanocautérisations répétées ; il n'est même pas rare d'observer un véritable pont membraneux unissant les deux piliers et adhérant au tissu amygdalien dont on découvre à peine le pôle supérieur. Pour opérer ces amygdales, la libération des piliers est parfois difficile, le morcellement reste incomplet, l'hématose des vaisseaux se fait mal et le médecin hésite à entreprendre une opération classée dans la petite chirurgie et pourtant grave. Dans les trois cas précédents, une cure sulfureuse devra être conseillée et suffira souvent à résoudre la difficulté.

Ozène. — Challes, écrivait le Dr Lermoyez, « annonce et non sans raison, parmi ses succès, le traitement de l'ozène vrai. Les irrigations nasales profuses qu'on y pratique, font heureusement réagir la muqueuse nasale atone, sans doute à cause de l'irritation que produit le contact prolongé de cette eau très hypotonique et, par surcroît, très sulfureuse, donc très antiseptique ». Evidemment, elle ne remplace pas les méthodes actuelles de « rééducation respiratoire » par le massage aérien à l'air froid sous pression (méthode de Robert Foy) ou par les exercices de respiration nasale exécutés par le malade ; mais la cure de Challes constitue un adjuvant très utile de ce traitement, quel que soit le moment où celui-ci est exécuté ; les deux méthodes sont, à notre avis, parfaitement compatibles.

Par la seule cure de Challes, nous obtenons de véritables régénérations des cornets dans les cas d'*ozène familial*, le seul facile à dépister au début car l'ozène, lorsque n'existe pas la notion d'hérédité, est très difficile à diagnostiquer puisqu'il évolue tantôt comme un catarrhe muco-purulent abondant, tantôt sous forme d'un coryza hypertrophique qui n'est lui-même que le prélude d'une rhinite atrophique. Nous possédons personnellement un certain nombre d'observations de malades de cette catégorie, particulièrement des jeunes filles de 14 à 16 ans, chez lesquelles deux ou plusieurs cures de Challes ont produit un résultat tellement inespéré que nous croirions volontiers à une erreur de diagnostic en les revoyant quelques années après, si nous n'avions noté dans leurs fiches individuelles le schéma de leurs fosses nasales montrant nettement l'atrophie des cornets avant la cure.

Dans les cas moyens, lorsque la muqueuse n'a pas encore subi une atrophie trop marquée, lorsqu'elle est restée suffisamment souple et que « le cornet peut être gonflé », la cure de Challes constituera une excellente *préparation aux injections de paraffine :* celles-ci sont encore employées par certains spécialistes qui nous ont adressé des malades en vue de cette intervention et se sont déclarés satisfaits du traitement thermal.

Celui-ci, chez les *ozéneux anciens,* ne peut que débarrasser les fosses nasales des croûtes abondantes et adhérentes qui les encombrent : nous apprenons à ces incurables du nez à faire convenablement une irrigation nasale qu'ils continueront ensuite tous les jours à domicile, avec une solution sulfureuse artificielle, et nous leurs rendons ainsi un réel service en faisant disparaître ou en atténuant fortement l'odeur infecte qu'ils exhalent et qui constitue pour eux une véritable infirmité sociale. Car nous ne cesserons de le répéter : il faut bien, malgré tout, « laver les nez sales » et ce n'est pas l'instillation de gouttes, l'aspiration d'une pommade quelconque ou le passage de quelques pipettes d'eau salée ou autre qui peut réaliser cette indication ; il y faut parfois six à dix litres d'Eau de Challes et nous avons vu la parfaite inocuité de la grande irrigation nasale lorsqu'elle est faite avec méthode.

Les *localisations plus profondes de l'ozène* sont aussi très améliorées par la cure de Challes et les malades qui en sont porteurs reviennent toujours avec reconnaissance à la station : c'est le *catarrhe sec du rhino-pharynx* avec mucosités croûteuses ou gluantes, très adhérentes et difficiles à détacher même par l'irrigation rétronasale ; la *pharyngite ozéneuse,* avec besoin fréquent de hemmer, montrant une muqueuse vernissée, atrophiée et parcheminée dans sa forme la plus atténuée; la *laryngite* qui s'accompagne d'un râclement perpétuel et d'enrouement, enfin la *trachéite* dans laquelle l'examen laryngoscopique permet de découvrir de petits touffes croûteuses disséminées sur une muqueuse sèche et luisante.

Aphones et enroués. — Une autre catégorie importante de malades justiciables de Challes est constituée par les aphones et les enroués : en mettant à part les cas opératoires (polypes des cordes, éversion ventriculaire, laryngocèle) la tuberculose et les tumeurs bénignes ou malignes du larynx, on peut dire que toutes les *laryngites chroniques sont du ressort de Challes ;* elles reconnaissent d'ailleurs des causes diverses dont les principales sont :

1º *La propagation d'une affection des premières voies aériennes* (nez, pharynx).

2º *Une débilité spéciale des muqueuses des voies respiratoires.*

Ces deux catégories seront étudiées à l'article trachée et bronches.

3º *Les laryngites chroniques consécutives aux affections de l'enfance :* fièvres éruptives, grippe, diphtérie et surtout la coqueluche qui malmène singulièrement la musculature du larynx par les quintes de toux fréquentes agissant à la façon d'une table à secousses.

4º *Les laryngites par inhalations irritantes : fumées* industrielles, *poussières* diverses ou *poudres* impalpables Dans cette classe rentrent la *laryngite tabagique,* surtout chez les avaleurs de fumée, et la *laryngite des vésiqués* de guerre : l'étude particulière que nous en avons faite aux armées (1) nous a convaincu que la moitié au moins de ceux qui ont présenté les troubles laryngés si caractéristiques des inhalations d'ypérite ou d'arsine, sont des candidats à la laryngite chronique, des « enroués perpétuels au moindre coup de froid » et des

---

(1) Dr J. VINCENT, *Les Vésiqués au point de vue oto-rhino-laryngologique.* (Rapport présenté aux armées et publié dans la *Revue de Laryngologie du* Pr *Moure,* 15 juillet 1919.)

clients à longue échéance des stations thermales. Nous avons eu d'ailleurs l'occasion de soigner à Challes un certain nombre de ces malades qui ont obtenu le meilleur résultat de la cure sulfureuse.

5° *Les aphonies nerveuses et traumatiques.* Les premières sont dues à un phénomène d'inhibition cérébrale survenant habituellement après une vive émotion ; il n'y a pas de lésions objectives à l'examen laryngoscopique, et le traitement consiste surtout dans la suggestion sous toutes ses formes. Or, une cure thermale est comme on l'a dit « une matérialisation de la suggestion » aidée de pratiques hydrothérapiques, et à Challes, où *l'ambiance thermale est toute à la gorge*, la guérison sera rapide si le médecin veut bien convaincre son malade qu'il retrouvera rapidement sa voix sous l'influence des pulvérisations et si des examens laryngoscopiques répétés l'assurent d'une amélioration très nette. Nous avons ainsi obtenu parfois en quelques jours un succès inespéré qui est bien plus la conséquence d'un geste imitatif que le résultat du soufre.

Les aphonies traumatiques, fréquemment observées au cours de la guerre, sont produites par une violente commotion (explosion, éclatement) et déterminent de l'incoordination motrice des muscles de la phonation et de la respiration. Le traitement de cette sorte d'ataxie laryngée consiste surtout en une rééducation phonétique : cette gymnastique méthodique peut être faite dans les séances de pulvérisation et régularisera les mouvements saccadés, incomplets de l'inspiration et de l'expiration ; des essais progressifs de phonation compléteront ce traitement.

6° *Les laryngites par abus ou par malmenage vocal.*— Dans cette catégorie rentrent la *laryngite des enfants criards*, la laryngite « en manche de veste » par atonie des muscles constricteurs et la « laryngite en « grain d'orge », décrites par notre maître le Dr Garel ; la *laryngite des adolescents*, par *mue de la voix* lorsque

celle-ci s'accompagne d'un certain degré d'inflammation de l'organe phonateur, pouvant conduire à la
laryngite chronique.

Mais surtout ce sont les *laryngites professionnelles* (1),
aussi bien de la voix parlée que de la voix chantée.
Les troubles phonateurs auxquels sont exposés les
professeurs, ecclésiastiques, orateurs, avocats, crieurs
publics, etc..., et tout particulièrement les chanteurs,
d'abord légers et peu incommodants au début, obligent
plus tard le malade à reposer son organe et parfois à
délaisser sa profession. « Souvent obligés de parler dans
une atmosphère surchauffée, souvent aussi par suite
d'une « voix mal placée », dans un registre autre que
celui qui conviendrait à la structure de leur larynx, les
malades ne ressentent au début qu'une légère sensation d'irritation à la gorge, l'impression d'un corps
étranger ou une fatigue dans le larynx après un exercice vocal plus prolongé que de coutume. La toux est
nulle ou insignifiante : le malade éprouve seulement le
besoin de râcler sa gorge pour la débarrasser des mucosités qui l'encombrent au réveil ou avant de parler en
public. Puis la voix devient enrouée, cotonneuse, rau-
que, cassée ou simplement couverte, mais le malade arrive encore à « échauffer sa voix ». Plusieurs fois dans
la journée, celle-ci se modifie ; certains malades,
presque aphones le matin au réveil, arrivent à parler
convenablement dans la journée et sont de nouveau
plus ou moins enroués le soir... Mais déjà, par inter-
valles plus rapprochés, « la voix ne porte plus » ; elle est
altérée dans son timbre : le chanteur ne peut plus filer
un son ; s'il attaque une note, sa voix se casse, perd de
sa pureté et de sa sonorité habituelle et il arrive à
employer des « ficelles » pour moduler certains mor-
ceaux. Dès lors, la voix perd aussi de son étendue : elle

____

(1) Dr J. VINCENT. *Traitement des laryngites professionnelles par
la médication sulfureuse de Challes.* Chambéry, 1906.

n'atteint plus les notes aiguës surtout ; dans le médium, deux ou trois notes consécutives ont disparu ; il s'est fait « un trou dans la voix ». Plus tard enfin, même dans la conversation ordinaire, la voix devient éteinte, presque chuchotée ou tremblotante et saccadée ; la moindre conversation à voix haute devient une fatigue énorme, une véritable souffrance accompagnée de courbature et même de contracture : c'est l'affaiblissement prématuré, *véritable débilité sénile vocale.* »

Les laryngites professionnelles ne reposent pas sur des lésions profondes et celles-ci ne sont pas en rapport avec la gravité du symptôme. Souvent l'examen laryngoscopique ne montre rien ou seulement un peu de rougeur des cordes vocales, quelques sinuosités vasculaires à leur surface, une muqueuse un peu épaissie et des sécrétions catarrhales plus ou moins adhérentes et tremblotantes au moment de la phonation. Il n'y a pas d'ulcération, pas d'œdème, mais quelquefois les muscles sont un peu parésiés, ce qui entraîne un défaut de parallélisme des cordes au moment du chant ; plus fréquemment, chez les chanteurs, celles-ci présentent un petit « nodule vocal » minuscule et inopérable, néanmoins suffisant pour produire un coulage de l'air.

Ces laryngites professionnelles sont généralement greffées sur un tempérament arthritique et la cure de Challes, en relevant la tonicité des muscles laryngés, en tarissant les sécrétions catarrhales, en suractivant la nutrition générale et locale, donne des résultats très remarquables, surtout si on la renouvelle plusieurs saisons de suite. Ces enroués professionnels ont souvent besoin d'un réconfort moral pour ne pas tomber dans le désespoir ou le « trac » qui leur enlèveraient tous moyens : ici encore l'ambiance thermale, toute à la gorge, jouera un grand rôle. Aussi, Challes est-elle depuis *longtemps et de plus en plus fréquentée par les chanteurs* qui, toujours, s'en déclarent très satisfaits.

Si nous essayons maintenant de résumer les grandes indications rhino-laryngologiques de la cure de Challes, nous pourrons — puisque la mode en est actuellement aux équations thermales — établir l'équivalence suivante : Challes = Moka³, dans laquelle

M désigne particulièrement les Catarrhes purulents, les Morveux
O —   les Ozénieux
K —   les Catarrhes muqueux, les Catarrheux
A³ — $\left\{\begin{array}{l}\text{les Adénoïdiens}\\ \text{les Amydaliens}\\ \text{les Aphones}\end{array}\right.$

Cette équation mnémotechnique a aussi l'avantage de rappeler l'action de « remontement » de la médication sulfureuse dont parlait déjà le célèbre hydropathe Bordeu et qu'il comparait précisément aux effets du café, d'un café... évidemment supérieur et très concentré dans le cas particulier de Challes : Moka³.

Autres affections de spécialité. — Il ne nous reste plus qu'à citer, pour mémoire, quelques autres affections de spécialité qui n'ont pas été décrites sous les étiquettes précédentes et qui sont le plus souvent concomittantes ou consécutives à celles que nous venons d'étudier : *coryzas chroniques, catarrhe naso-pharyngien, pharyngites* de toutes natures, *amygdalites,* et enfin *catarrhes de la trompe d'Eustache et de l'oreille moyenne.*

Pour le traitement de ces derniers, nous ne possédons pas à Challes la douche auriculaire, qui permet d'insuffler dans la trompe, au moyen du cathétérisme par la sonde d'Itard, des vapeurs sulfureuses chaudes. Cette pratique pourrait être installée à Challes et le sera peut-être prochainement : nous obtenons néanmoins une amélioration sérieuse de ces cararrhes de l'oreille, lorsqu'ils ne sont pas trop anciens, en traitant simplement le rhino-pharynx ; la pratique des irrigations et pulvérisations nasales, en portant l'hydrogène sulfuré au contact des recoins naso-pharyngés et des bourrelets de la trompe, permet un véritable *enfumage sulfureux antiseptique* qui enrayera une surdité d'origine nasale ou tubaire et souvent l'améliorera. Mais, ici encore, il faut bien distinguer les cas et ne pas confondre cette surdité avec celle des scléroses de l'oreille ou des otorrhées chroniques. A Challes, comme ailleurs, nous sommes impuissants à guérir ces incurables de l'oreille.

Voies aériennes inférieures (*trachée, bronches, poumon*). — Il est bien rare que les affections chroniques des voies aériennes profondes s'installent d'emblée, sans avoir touché les organes plus haut situés, sans avoir passé par l'étage supérieur : la plupart reconnaissent en effet pour cause la propagation d'une affection du nez, du pharynx ou du larynx, constituant ainsi le syndrome décrit par le Dr Flurin sous le nom de *rhino-trachéo-bronchite descendante*. « C'est une inflammation chronique étendue à tout l'arbre respiratoire et dont le point de départ est le plus souvent un coryza postérieur ou une imperméabilité nasale ; toutes les infections adénoïdiennes, pharyngées et amygdaliennes peuvent aussi déterminer cette descente inflammatoire vers les bronches par propagation directe » (1).

Cette rhino-trachéo-bronchite descendante est souvent elle-même le résultat d'une *débilité spéciale des muqueuses respiratoires*, particulièrement de la muqueuse pituitaire. « A la base de celle-ci, il y a une même diathèse et, au sommet, une même lésion, l'inflammation catarrhale chronique des muqueuses » (2).

---

(1) et (2) G. DE PARREL. *Précis de thérapeutique médicale oto-rhino-laryngologique.* Maloine, éditeur, Paris, 1921.

Par ces considérations étiologiques, par tout ce que nous avons longuement exposé au chapitre de la physiologie sur l'action du soufre sur les bronches et le poumon, par l'action aussi de ce médicament sur l'arthritisme, il est facile de concevoir que *toutes les formes de bronchites chroniques* sont pleinement justiciables de la cure de Challes, quelle qu'en soit la forme, sèche, séreuse ou purulente, ou qu'il s'agisse de variétés spéciales, telles que les bronchites fétides, pseudo-membraneuses, asthmatiques. Si la bronchite est secondaire, due à une affection cardiaque, à une insuffisance du rein, à un diabète ou à la goutte, etc..., la cure de Challes est encore indiquée, si l'élément inflammatoire des bronches domine la scène (bronchorrhée).

Enfin, la cure de Challes s'adresse aussi aux aboutissants de la bronchite chronique, la *dilatation des bronches* et *l'emphysème* : elle guérit l'emphysème des enfants consécutif à la coqueluche ou à une bronchite prolongée, et si elle n'a pas d'action vraiment curative sur celui des adultes, lorsque les lésions sont définitivement constituées, elle en arrête certainement les progrès. « Toute la catégorie des tousseurs, écrivait déjà le Dr Roger en 1903, est certaine de trouver à Challes un soulagement marqué, pour ne pas dire la guérison... ; je suis encore à voir un malade de cette sorte qui n'ait tiré profit même d'une seule cure... ; de tous, je reçois l'aveu que l'hiver qui a suivi s'est passé pour eux dans des conditions de bien-être inaccoutumées » (1). Notre expérience personnelle ne peut que confirmer ces résultats.

---

(1) Dr ROYER. Nouvelle édition *de la Médication de Challes*, Chambéry, 1903.

INDICATIONS SECONDAIRES

Celles-ci ont passé au second plan depuis un certain nombre d'années, depuis que Challes s'est spécialisée dans le traitement des affections des voies respiratoires: le malade est donc rarement envoyé à Challes par son médecin pour y traiter l'une de ces affections ; il pourra néanmoins s'y soigner utilement s'il s'y trouve fortuitement ou s'il accompagne un autre malade.

Indications familiales. — C'est le cas assez fréquent de parents venus avec un enfant et chez lesquels se cache la même diathèse sous des localisations différentes. Remarquons à ce sujet que la distinction que l'on faisait autrefois des « tempéraments » pour baser sur eux des indications thermales différentes, est absolument fausse et que la *médication sulfureuse s'adresse aussi bien à la diathèse lymphatique qu'à la diathèse arthritique :* aux lymphatiques, généralement mous, atones, qu'il faut secouer, la cure de Challes offre une excitation modérée et facile à graduer, en même temps qu'une *action tonique* très énergique par le soufre ; elle offre aussi une *médication iodurée et bromurée* qui, dans ce cas, n'est pas négligeable ; on peut même dire que la cure se dédouble en une *médication salée*, puisque les principes sulfurés de l'Eau de Challes, qui sont tous à base de sodium, donnent lieu, dans l'estomac, à la formation d'hydrogène sulfuré et de chlorure de sodium. — Aux arthritiques à nutrition ralentie, elle permet, par son *action oxydante* une combustion plus complète des matériaux albuminoïdes, elle active l'élimination de leurs déchets par son action diurétique, elle les *désintoxique* et elle les *reminéralise*. Enfin, l'Eau de Challes assure aux arthritiques une *médication alcaline*, par sa forte teneur en bicarbonate de soude et par les silicates qu'elle contient.

Quoi d'étonnant alors qu'on puisse soigner dans la même station — sans que pourtant la cure puisse être considérée comme une panacée — des affections qui paraissent disparates et qui sont en réalité reliées par une vraie parenté morbide ; il n'est pas rare de voir un enfant adénoïdien dont le père est goutteux ou rhumatisant ou dont la mère est atteinte d'une dermatose rebelle. C'est donc par la connaissance exacte de ces indications secondaires, basées d'ailleurs sur la physiologie, que le médecin traitant pourra souvent poser une *indication familiale* et « ne pas envoyer les parents à hue et les enfants à dia » (1).

Dermatoses. — Il faut écarter d'une eau aussi fortement minéralisée que celle de Challes, les maladies de peau aiguës ou irritables et lui réserver les *formes nettement chroniques ou torpides* dont *le type est l'eczéma séborrhéique ou les eczémas en saillie* (eczéma nummulaire à placards sur le tronc et les membres, eczéma palmaire et plantaire d'aspect kératosique, eczéma lichénoïde ou verruqueux). Lorsque l'*eczéma est localisé au pourtour des orifices naturels*, il est souvent symptomatique d'une affection de l'organe voisin (oreilles, nez, bouche, anus, grandes lèvres) et plus particulièrement rebelle : raison de plus, pour s'adresser à une eau sulfureuse forte.

L'*acné* est une des dermatoses les mieux améliorées et parfois guéries par le soufre, quelle qu'en soit la variété (acné juvénile, acné rosacée, acné hypertrophique, acné nécrotique). L'action du traitement sulfureux paraît dû autant à l'action antiseptique locale qu'à l'action générale de résulfuration, car cette affection apparaît surtout chez certains prédisposés « au moment de la puberté, le plus souvent, lorsque la croissance du

---

(1) Dr J. VINCENT et Dr G. DE PARREL. *Les Cures sulfureuses en oto-rhino-laryngologie.* (*L'Evolution médico-chirurgicale*, mai 1921.)

squelette, des poils, l'apparition du sperme ou des règles exigent une augmentation de la nutrition sulfurée » (Pradal). L'acné est donc justiciable de Challes, de même que les autres dermatoses, dues comme lui au staphylocoque, le *sycosis* des lèvres et la *furonculose*.

Les affections dues au streptocoque (*impetigo, dermites infantiles, intertrigo, etc...*) sont parfaitement guéries à Challes.

Par contre, cette Eau est impuissante dans l'*ichtyose*, les *kératodermies* et le *psoriasis* : la valeur du soufre dans cette affection est habituellement inférieure à celle de l'arsenic. Même avec un traitement intensif à Challes, on ne le guérit pas, on le blanchit seulement.

Traitement mercuriel intensif. — L'action solubilisante du soufre sur les sels de mercure permettra de combattre utilement les *accidents dûs à l'intoxication mercurielle*, particulièrement la stomatite ou les *accidents de rétention* de ce médicament ; la cure de Challes rend ainsi actif le mercure emmagasiné dans les tissus.

Toutes les fois qu'un spécifique tertiaire aura besoin d'un *traitement rapide et intensif*, la cure sulfureuse combinée au mercure lui sera d'un précieux secours, surtout lorsque ces accidents menaceront d'effondrer un nez ou de boucher un larynx. Les observations de nos prédécesseurs signalent toujours les résultats rapides de la cure de Challes chez ces malades.

Rhumatisme chronique. — Le traitement préconisé par les Prs Alb. Robin et L. Maillard repose sur l'usage interne prolongé et à hautes doses de soufre colloïdal (0 gr. 40 c. par jour). Si l'on admet une équivalence thérapeutique des eaux sulfureuses avec ces préparations, *seule l'Eau de Challes peut réaliser cette indication*, à la dose moyenne de 800 gr. par jour, puisqu'elle contient 0 gr. 53 de monosulfure par litre. Cette dose est d'ailleurs parfaitement supportée, mais serait probablement un peu trop forte, étant donnée sa digestion et son assimilation parfaites.

Mais, dans le traitement thermal du rhumatisme, intervient un autre facteur important, la *température de l'eau* qui *doit être chaude* et détermine ainsi une hyperactivité circulatoire souvent accentuée encore par les pratiques des douches et du massage. Or l'Eau de Challes est froide et ne saurait réaliser cette indication. On faisait autrefois à Aix une association très heureuse de la cure interne du rhumatisme par l'Eau de Challes (en boisson) avec les pratiques externes de la douche-massage (spécialité d'Aix) et des bains de vapeur (Bouillon ou Berthollet). Ainsi que nous le rappelions à nos confrères d'Aix, ce traitement serait à reprendre « pour le plus grand bien des malades qui viennent, au bord du Lac du Bourget, guérir leurs rhumatismes » (1).

A Challes, nous ne pouvons pas agir assez efficacement sur les lésions articulaires du rhumatisme, mais nous combattons très utilement la diathèse et ses localisations respiratoires ou cutanées.

Indications gynécologiques et chirurgicales. — Nous avons indiqué au chapitre de l'action physiologique l'emploi de l'Eau de Challes en injections, particulièrement dans *certaines maladies des femmes* et montré l'utilisation possible des pansements ou des pulvérisations sulfureuses dans le traitement à domicile de *certains ulcères désespérants*, de *certaines plaies atones* ou de *certains trajets fistuleux* qui ne se ferment jamais, malgré l'opération.

---

(1) Dr J. VINCENT. *Une Filiale d'Aix; Challes, la Reine du Soufre.* — *Loco citato.*

Insuccès d'autres stations. — Enfin, Challes réclame même les insuccès des autres stations sulfureuses : cette indication, qui résume toutes les autres, n'est peut-être pas la moins importante, car chaque année nous enregistrons des « cures merveilleuses » (au dire des malades), qui ont été des insuccès ailleurs. Lorsque donc, une *indication bien nette de la médication sulfureuse* aura été posée, malgré l'échec d'une ou plusieurs cures dans une station moins forte, l' « on ne devra pas proclamer la faillite du soufre » (1) avant d'avoir essayé l'Eau de Challes qui, suivant le Professeur Garrigou — qui la connaissait bien pour l'avoir analysée — « doit être mise à la tête des eaux minérales utilisées par la médecine ».

CONTRE-INDICATIONS

Challes n'a pas d'ailleurs, la prétention de tout guérir ; c'est une Eau merveilleuse, d'action thérapeutique certaine, sûre de ses résultats. Mais la cure demande à être surveillée attentivement et elle a aussi ses contre-indications.

1° *Nerveux excitables et congestifs irritables*. Nous avons vu que certains *enfants nerveux, excitables*, supportent mieux des cures sulfureuses moins fortes et surtout les cures arsenicales. Il en est de même d'*adultes neuro-arthritiques* atteints de poussées fréquentes, à évolutions paroxystiques, chez qui « le soufre, avec ses réactions multiples et ses effets sur la circulation, la sécrétion et l'innervation des muqueuses aériennes, peut jouer le rôle d'une épine irritative

____

(1) Dr J. VINCENT. Article Challes in *Précis de thérapeutique médicale oto-rhino-laryngologique* du Dr G. de PARREL. Paris, 1921. Maloine, éditeur.

et déclancher la crise » (1). Parmi les affections qui ne sont pas justiciables des eaux fortement sulfureuses comme celle de Challes, il faut citer : le *rhume des foins*, les *pharyngo-laryngites congestives* avec crises de toux quinteuse et tenace, *certaines congestions pulmonaires* et *surtout l'asthme vrai*, dit essentiel. Mais l'asthme nasal, amygdalien ou adénoïdien rentrent dans les indications de la cure de Challes.

2º Les *lésions cardiaques mal compensées*, *l'artériosclérose avancée* sont aussi contre-indiquées, lorsqu'elles ont entraîné déjà la défaillance du muscle cardiaque : l'indication thérapeutique de ces malades est évidemment ailleurs que dans une cure thermale. Notons cependant qu'à leur période de compensation, le traitement de Challes n'est pas contre-indiqué, car le *cœur n'est pas influencé défavorablement par la médication sulfureuse* : les Drs Got et de Gorsse ont montré en effet une diminution à peu près constante de la tension minima et une élévation de la tension maxima ; la pression différentielle est donc augmentée, en même temps que la circulation de retour (périphérique et viscérale profonde) devient plus facile.

3º *Tuberculose pulmonaire*. Mais la grosse contre-indication du soufre, à notre avis, c'est la tuberculose pulmonaire et cela pour deux raisons : la première, c'est que l'action de l'hydrogène sulfuré sur la circulation bronchique et sur l'expectoration peut produire dans ce réseau vasculaire si fragile une *hémoptysie* (crachement de sang). Or, cet accident est toujours grave en lui-même et entraîne une diffusion des lésions pulmonaires alors que la thérapeutique de la tuberculose doit tendre, au contraire, à scléroser et à cicatriser celles-ci.

____

(1) Dr J. VINCENT. Article crénothérapie sulfureuse en oto-rhino-laryngologie dans *Précis de thérapeutique* du Dr G. DE PARREL, cité ci-devant.

Mais surtout les tuberculeux sont des autophages qui brûlent leurs tissus : ils se déminéralisent considérablement par élimination des chlorures, phosphates et des dérivés azotés provenant de la combustion des albuminoïdes. Enfin la réduction de leur oxyhémoglobine est aussi augmentée, ainsi que l'a montré Hénocque. Or, précisément, l'action physiologique du soufre nous a montré que son action intime et profonde réside précisément dans l'augmentation du coefficient d'oxydation des albuminoïdes et dans l'augmentation de l'activité de réduction de l'oxyhémoglobine. *Donner du soufre aux tuberculeux, c'est donc augmenter leur autophagie.*

Cette contre-indication capitale met en parfait accord les données physiologiques avec les enseignements de la clinique thermale qui avait montré depuis longtemps les dangers de la cure sulfureuse chez les tuberculeux avancés (formes fébriles et congestives). Et cette contre-indication générale s'applique aussi à la tuberculose (rhino-pharyngo-laryngée) qui est, en quelque sorte, un « noli me tangere thermal ». (Dr Lermoyez.)

Si certaines stations sulfureuses, parmi les plus douces, les plus sédatives, réclament encore les formes du début ou les localisations laryngées de cette affection, *pour Challes la contre-indication est formelle :* jamais nous ne prenons la responsabilité de diriger la cure de l'un de ces malades.

L'EAU DE CHALLES A DOMICILE

Une cure sulfureuse est souvent indiquée en dehors de la saison thermale et, par ces temps de vie chère, n'est pas toujours à la portée de toutes les bourses. Mais le traitement par l'Eau de Challes peut aussi se faire à domicile, d'une façon certainement moins efficace qu'à la station, mais néanmoins bien supérieure au traitement par les préparations sulfureuses artificielles de monosulfure et même par les préparations de soufre colloïdal récemment préconisées.

Supériorité sur les préparations de soufre colloïdal. Par l'étude critique que nous en avons faite dans notre travail sur « Les médications sulfurées », nous sommes arrivés à la conclusion que le soufre vraiment colloïdal est très difficile à préparer, que certaines spécialités présentées sous cette étiquette n'ont pas les caractères physico-chimiques exigés et contiennent simplement du soufre coagulé, maintenu en fine émulsion par certains artifices, que le soufre colloïdal a peut-être l'avantage sur les eaux sulfureuses de pouvoir être injecté par la voie hypodermique (la voie intra-veineuse étant dangereuse et commandant des doses prudentes), que pratiquement il n'est administré que par l'estomac et que l'on perd ainsi le bénéfice de l'absorption directe de l'hydrogène sulfuré par la peau (dans la pratique des bains ou étuves naturelles) et surtout par le poumon (dans la pratique des inhalations et des pulvérisations). Or, ce mode d'administration est capital dans le traitement des affections des voies respiratoires et impossible avec le soufre colloïdal. Ainsi s'établit la supériorité des eaux minérales naturelles qui nous présentent aussi les éléments soufrés sous forme *de corps vivants* dont l'analyse chimique ne nous révèle pour ainsi dire que le squelette.

Altération des eaux sulfureuses naturelles. Sans doute une eau minérale est un être vivant à émanations radio-actives et à réactions électriques dont les éléments meurent peu à peu loin du griffon qui leur donna naissance : mais cette altération est surtout due à l'*action de l'air* qui les désulfurise peu à peu et elle peut être évitée dans une certaine mesure. Il se produit d'abord un dégagement à l'air libre des corps gazeux (particulièrement l'hydrogène sufuré) qui sont en solution dans l'eau ; puis la formation de polysulfures qui lui donnent une teinte jaune-verdâtre ; enfin, le soufre se précipite et l'eau devient louche et laiteuse ; à la longue, l'eau minérale ne contient plus que des hyposulfites.

L'Eau de Challes est celle qui se conserve le mieux. Or l'Eau de Challes est de toutes les eaux sulfureuses celle qui garde le plus longtemps ses propriétés physico-chimiques pour les raisons suivantes : 1° elle est remarquablement fixe, peu altérable à l'air : ce n'est pas une eau « blanchissante » ou « dégénérée » comme beaucoup d'eaux sulfureuses pyrénéennes ; 2° elle contient relativement peu d'hydrogène sulfuré à l'état libre, contrairement aux eaux hydrosulfurées, comme Enghien ou Allevard qui s'altèrent rapidement sous l'influence de l'acide carbonique de l'air en laissant dégager leur gaz sulfhydrique ; 3° elle est fortement minéralisée : au lieu des 3 ou 4 centigrammes de monosulfure habituellement dosés dans les eaux similaires, elle en contient 53 centigrammes et ce n'est pas une légère diminution de son titre sulfhydrométrique qui peut lui enlever ses propriétés thérapeutiques ; 4° enfin et surtout elle est froide ($10^o 5$) et sa température est pour ainsi dire adaptée au milieu ambiant : les sources chaudes (Cauterets, Eaux-Bonnes), bien que couramment employées, lui sont évidemment bien inférieures pour cette seule raison, indépendamment de leur sulfuration peu élevée.

Références médicales. Toutes les analyses des chimistes sont d'ailleurs unanimes à reconnaître sa supériorité et son peu d'altération. C'est Ossian Henry qui écrit dans son rapport à l'Académie de Médecine en 1842 : « Des échantillons de la même eau, puisés avec soin et bien bouchés n'ont rien perdu au bout de plusieurs mois de transport au loin. L'eau avait toutes ses propriétés primitives et la même proportion de sulfure..., elle se conserve tout à fait intacte et peut être exportée au loin avec la plus grande sécurité. » C'est Calloud qui dit que « Challes est le type des eaux sulfureuses transportables, d'abord grâce à sa basse température, ensuite et surtout à cause de sa composition d'où sont absents l'oxygène et les acides libres. Le dosage chimique du sulfure de sodium à la source même a été évalué à 559 milligrammes par litre : la vérification a été répétée pendant et après d'abondantes pluies, le résultat s'est trouvé constant. Après une longue traversée, elle n'a rien perdu en soufre puisque M. Puigarri, chimiste de Buenos-Ayres, a retrouvé 165e de titre sulfhydrométrique à l'Eau de Challes à son arrivée en Amérique... ce qui correspond à 51 centigrammes de sulfure de sodium (1). Le Pr Garrigou écrit aussi que « le transport, quand l'embouteillage est bien fait, ne produit aucun changement nuisible sur ces eaux ; leur température basse les met dans d'excellentes conditions pour l'exportation » (2) ; effectivement, il ne trouve à son laboratoire de Toulouse que 4/10e de milligrammes de soufre de moins que sur place. Enfin Wilm, « examinant des bouteilles remplies depuis 20 ans, y retrouve encore de 0 gr. 186 à 0 gr. 203 de soufre, et une bouteille tenue en vidange quinze jours donnait encore 0 gr. 102 de soufre (à l'état d'hyposulfite), soit la moitié de sa richesse initiale » (3).

---

(1) *Rivista médico-quirurgica de Buenos-Ayres*, 8 décembre 1873.

(2) Pr GARRIGOU : *Etude chimique sur la Source de Challes*, 1875, cité ci-devant.

(3) WILM, Analyse des Eaux de Challes. *Bulletin de la Société chimique de Paris*, 1878.

Conditions d'embouteillage et de conservation. Pour que l'Eau de Challes subisse un minimum d'altération, l'embouteillage devra réaliser les conditions suivantes : 1º être fait immédiatement au sortir de la source : 2º elle sera bouchée dans des récipients en verre coloré pour ne pas être altérée par la lumière. Ces deux conditions sont scrupuleusement observées à Challes ; 3º pour répondre à tous les besoins d'une prescription médicale et laisser le moins possible la bouteille en vidange, elle est expédiée en bouteilles, 1/2 ou 1/4; peut-être créera-t-on prochainement le demi-quart (100 gr. environ) contenant « une dose » d'Eau de Challes (en boisson) ; 4º à domicile les bouteilles doivent être tenues couchées (comme les vins des grands crus), dans un endroit frais et obscur : on devra, au moment où une bouteille sera entamée, transvaser ce qui n'aura pas été consommé dans de petits flacons qui seront bien bouchés et mis à l'abri de la lumière.

Mais le mieux encore est que le médecin apprenne à la formuler et le malade à s'en servir pour *utiliser dans la même journée* tout le contenu du flacon débouché : une partie peut ainsi être utilisée en boisson et le reste en gargarismes ou pulvérisations, etc...

Modes d'emploi. Elle peut être employée dans toutes les pratiques thermales de la station (voir page 19) sauf peut-être en bains, car celui-ci nécessiterait une trop grande quantité d'eau minérale.

1º en *boisson :* la prendre pure ou coupée de lait ou même additionnée d'un sirop édulcorant, froide ou tiédie. La prendre à jeun ou mieux dans l'intervalle des repas ; la boire lentement et la « secouer » après ingestion, par un exercice ou une promenade. Elle peut sans inconvénients être prescrite à la dose de 400-500 grammes et plus : le médecin ne se croira pas obligé de la doser « à la cuiller » à cause de sa forte sulfuration.

2º en *gargarisme :* elle sera alors employée pure et

tiédie au bain-marie, sans être portée à l'ébullition qui lui ferait perdre une partie de ses principes gazeux et la rendrait moins active.

3° en *pulvérisation*. La pulvérisation froide serait plus active, mais elle est pratiquement irréalisable à domicile, car la pulvérisation avec la poire à parfums l'altère beaucoup. Le mieux est de se servir des pulvérisateurs à vapeur (genre Lucas-Championnière) habituellement employés pour d'autres pulvérisations médicamenteuses. Il faut choisir des appareils assez puissants, qui ne se détraquent pas trop facilement et qui débitent une assez grande quantité d'eau ; les séances peuvent être prolongées progressivement jusqu'à 30 minutes et répétées deux fois par jour au besoin.

4° en *inhalation*. Il vaut mieux se servir d'un appareil Nicolay ou du Dr Moura terminé par une embouchure en porte-voix plutôt que d'un simple entonnoir renversé sur un récipient où l'eau est chauffée ; dans le premier cas, les vapeurs ou gaz sulfureux sont mieux collectés et humés. On évitera de porter l'eau à l'ébullition, car c'est à une température voisine du point d'ébullition que commence son altération.

5° en *irrigation nasale*. Employer simplement une douche d'Esmarck (bock à injection) suspendu à 25 centim. au-dessus de la tête et muni de l'olive spéciale à Challes (en verre et à gros bout arrondi, ne pouvant être introduite dans la narine). Faire tiédir l'eau à 37° environ et la ramener à l'isotonie par addition d'une cuillerée à café (par litre) de sel marin ou mieux d'une cuillerée à bouche de bicarbonate de soude. Relire attentivement la technique de cette opération et ses contre-indications (page 25).

Même préparation pour l'emploi en *pipettes nasales*.

Le nouvel Etablissement thermal

La nouvelle Société des Eaux de Challes, devenue récemment propriétaire, vient d'agrandir considérablement cette année l'Etablissement thermal, pour donner satisfaction aux desiderata des baigneurs et augmenter sa « capacité balnéaire » devenue tout à fait insuffisante : il ne présentera peut-être pas « les raffinements, ni le luxe un peu réclamiste » de certaines stations ; mais on ne pourra plus lui appliquer (comme certains baigneurs facétieux) les vers d'A. de Musset sur le Casino de Bade :

> C'est comme un temple grec tout recouvert en tuile,
> Une espèce de grange avec un péristyle,
> Je ne sais quoi d'informe et n'ayant pas de nom,
> Comme un grenier à foin, bâtard du Parthénon.

Il sera fort bien aménagé et répondra d'une façon très pratique aux besoins de la cure.

Il conserve sa forme primitive de chalet suisse qui s'harmonise parfaitement avec la paysage, avec deux additions latérales accolées à la construction principale à hauteur de rez-terre et terminées en terrasse.

Ainsi qu'on pourra s'en rendre compte par le plan ci-joint, il comprend un rez-de-chaussée et un premier étage.

La salle de buvette, précédée d'un hall, est située juste au-dessus de la source minérale, d'où l'eau, puisée par un siphon au point le plus bas du réservoir, est amenée par un monte-charge, réduisant ainsi au minimum la durée de son transport et l'altération qui pourrait en résulter par l'action de l'air. Il est très difficile d'ailleurs, sinon impossible, à cause de celle-ci, d'amener l'Eau de Challes par une simple canalisation aux différents appareils : sur les indications du Pr Garrigou, on avait installé autrefois une pompe qui conduisait l'eau minérale directement, un moyen d'un dispositif ingénieux et théoriquement, sans mélange avec l'air. « Pratiquement, cette pompe fonctionnait mal ; l'eau arrivait légèrement blanchie, opalescente, et les anciens clients murmuraient le mot de falsification. On y a renoncé et c'est peut-être heureux ; on ne voit donc nulle part l'eau sulfureuse amenée par une canalisation en verre : les différents services sont alimentés par une manutention assez compliquée de bouteilles remplies à la source et transportées dans les salles de pulvérisations, d'irrigations nasales et de gargarismes » (1).

Ces différentes installations sont situées au rez-de-chaussée et desservies par deux couloirs symétriques partant de la buvette (côté hommes et côté dames) ; elles comprennent :

Deux salles d'inhalation gazeuse froide fonctionnant alternativement (pour permettre leur aération), où l'eau minérale, finement poudroyée par un dispositif spécial, laisse dégager son hydrogène sulfuré que le malade inhale ainsi mélangé à l'air ;

Quatre salles de pulvérisations chaudes, système Siègle, où l'eau sulfureuse est entraînée, divisée et « atomisée » par un jet puissant de vapeur d'eau ordinaire. Les ap-

____

(1) Dr J. Vincent, *La Légende de Challes*, Chambéry, 1913.

pareils sont réglables, mobiles dans le sens de la hauteur et peuvent se placer en direction plus ou moins oblique suivant la région à atteindre. L'installation de chaque pulvérisateur constitue une sorte de petit box individuel qui sépare le baigneur de son voisin ;

Deux salles de pulvérisations froides où l'eau est employée avec toute sa sulfuration : préalablement comprimée par une pompe à une pression de 15 à 20 atmosphères, elle vient se briser par réflexion sur un *tambour* en verre, un *tamis* fin ou une *palette* métallique, constituant ainsi trois variétés de pulvérisations froides, plus ou moins fines ou grossières, et qui ont chacune leurs indications respectives ;

Deux salles d'irrigations nasales : les appareils sont constitués par une douche d'Esmarck en verre, graduée, pouvant contenir 5 litres d'eau, mobile sur une glissière verticale et disposée au-dessus d'une cuvette qui reçoit l'eau de lavage, celle-ci étant entraînée par une chasse circulaire. A ce service est annexé celui des *pipettes nasales ;*

Deux salles de gargarismes avec fauteuils à dossier mobile ou avec appui sur une sangle sur laquelle repose la nuque dans la position d'extension forcée de la tête en arrière. Elles sont munies aussi de cuvettes à chasse circulaire comme celles des irrigations ;

Deux salles d'hydrothérapie complète avec les différents appareils de douches en pluie, en lance, en cercle, en pomme d'arrosoir, etc...

Le premier étage, où l'on accède par un large escalier très éclairé, comprend les services généraux, les *cabines de douches pulvérisées locales* et les *cabines de bains.* Un certain nombre de ces dernières, récemment installées, sont plus luxueuses ; quelques-unes sont munies de douches d'Esmarck pour injections vaginales (celles-ci étant habituellement prises dans le bain).

On a recherché pour les appareils des *métaux peu*

altérables par le soufre, particulièrement le maille-chort nickelé et l'aluminium : s'ils paraissent néanmoins quelquefois « piqués », c'est qu'ils ne résistent pas complètement à l'attaque d'une eau aussi fortement sulfureuse que celle de Challes.

Les *parois* des salles seront entièrement *ripolinées*, sans saillies architecturales pouvant retenir les poussières, avec recouvrement en marbre ou en faïence au-devant des appareils ; leur *sol* en carrelage-mosaïque est entièrement *lavable à grande eau*. Elles réalisent ainsi toutes les conditions modernes d'une parfaite hygiène.

Le Casino

Un élégant Casino est installé dans le parc même de l'Etablissement thermal, dont il est séparé seulement par une petite pièce d'eau, très ombragée elle-même par une bordure d'aulnes et de bouleaux. C'est un coin de verdure tout à fait frais, très reposant, où le baigneur viendra se délasser des fatigues de la journée ou de ses excursions lointaines ; il pourra y goûter, dans le calme des soirées qui sont toujours un peu fraîches à Challes, d'excellents concerts musicaux et quelquefois des représentations théâtrales à moins qu'il ne préfère tenter la fortune aux salles de jeux : nous nous excusons de ne pas l'y suivre en lui rappelant seulement les vers de Musset :

Derrière ces piliers, dans cette salle immense,
S'étale un tapis vert sur lequel se balance
Un grand lustre blafard au bout d'un oripeau
Que dispute à la nuit une pourpre en lambeau.

Là, du soir au matin, roule le grand *peut-être*,
Le hasard, noir flambeau de ces siècles d'ennui,
Le seul qui dans le ciel flotte encore aujourd'hui.
Un bal est à deux pas : à travers la fenêtre,
On le voit çà et là bondir et disparaître,
Comme un chevreau lascif qu'une abeille poursuit.

Les croupiers nasillards chevrotent en cadence,
Au son des instruments, leurs mots mystérieux ;
Tout est joie et chansons : la roulette commence :
Ils lui donnent le branle, ils la mettent en danse,
Et, râtissant gaîment l'or qui scintille aux yeux,
Ils jardinent ainsi sur un rythme joyeux (1).

Mais Challes n'offre pas seulement comme agréments de séjour les distractions du Casino ou les émotions du jeu ; elle réserve aux amateurs de la belle nature une série de jolies promenades et aux amoureux de la montagne des excursions faciles et variées. Sa situation géographique en fait un centre de tourisme pour les grandes randonnées automobiles.

———

(1) A. DE MUSSET, *Une bonne fortune*, Poésies nouvelles.

PLAN DU NOUVEL ÉTABLISSEMENT THERMAL

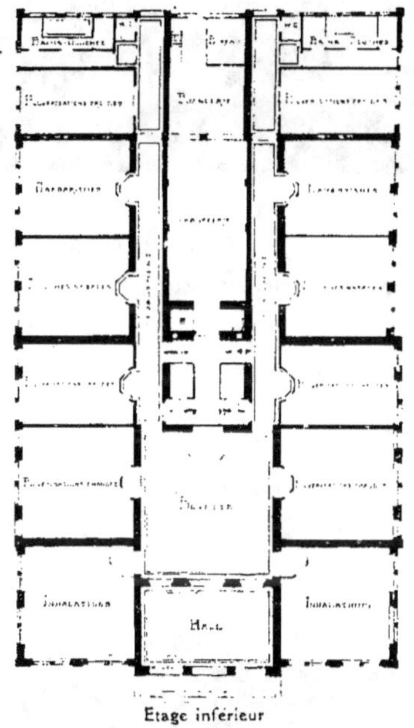

Etage inférieur

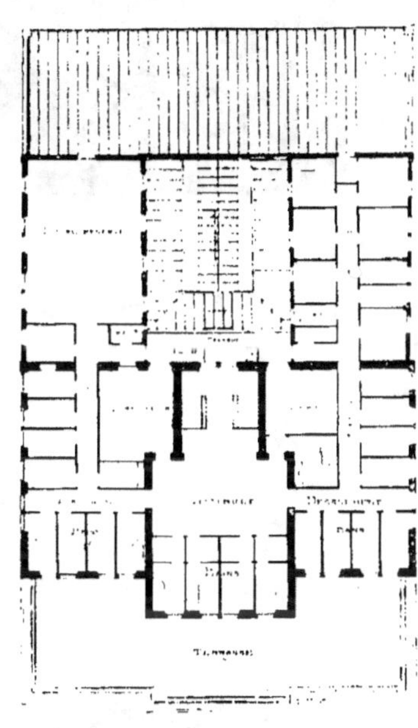

Etage supérieur

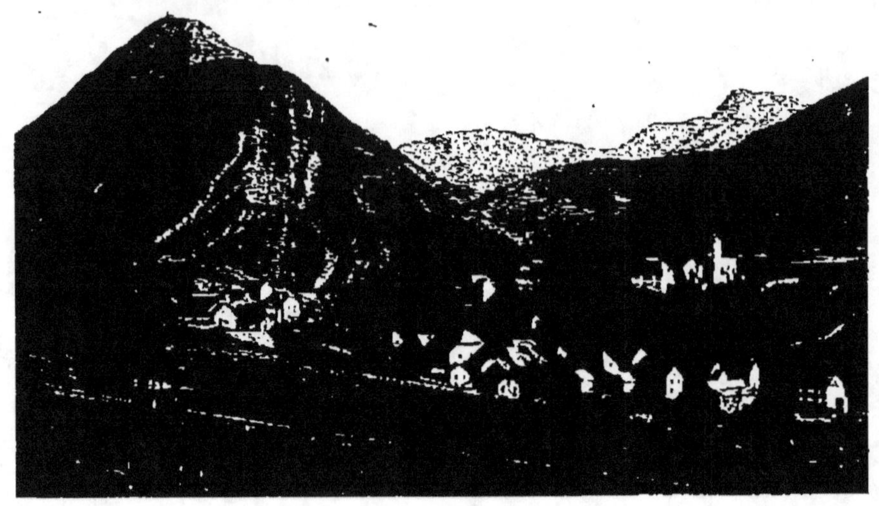

Environs de Challes : Saint-Jeoire-Prieuré

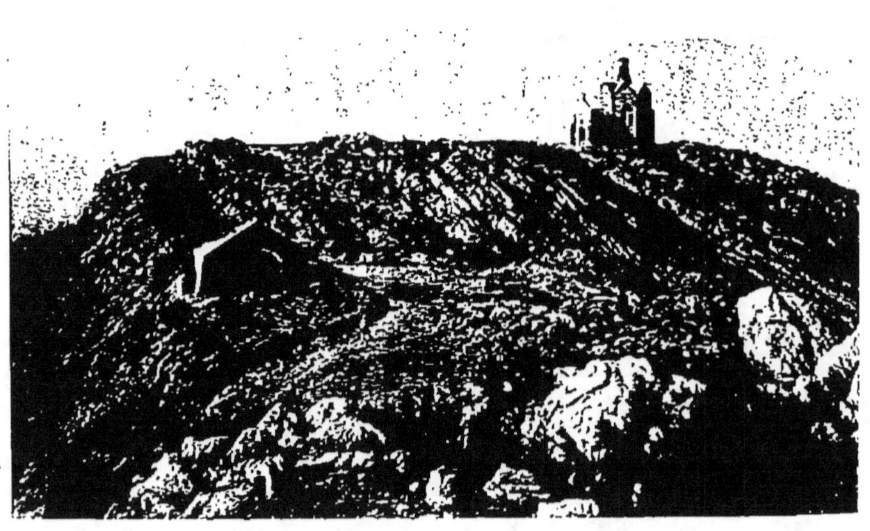

Chapelle du Mont Saint-Michel

Challes, centre de Tourisme

Petites promenades à pied aux environs de Challes

Challes est entourée de promenades faciles et charmantes : nous les indiquerons avec des renseignements aussi précis qu'il est possible de le faire pour des itinéraires où les petis sentiers « tracés par le pied du passant » sont souvent imprécis et demandent parfois à être recherchés : la promenade y gagnera souvent en imprévu en attendant que ces itinéraires soient progressivement munis, par les soins du Syndicat d'Initiative de Challes et du Touring-Club, de poteaux indicateurs ou simplement repérés, aux bifurcations, par des traits de couleur peints sur les arbres voisins. Nous grouperons ces promenades en deux parties : celles qui sont situées aux flancs du Mont-Saint-Michel (côté Est) et celles qui sont orientées à l'Ouest dans la direction du Mont-Granier.

Côté Est. — 1° *Belvédère du Champ d'aviation* (45 minutes environ). — Partir de l'Etablissement thermal ; prendre la route de Barby qui passe sous l'hôtel du Château, puis le premier chemin (à droite) qui monte au village du Chaffat ; là, tourner à gauche derrière la villa Bellevue, par un sentier bordé de murs à droite et d'une jolie haie vive ; de là, chemin de terre à gauche et petit sentier à travers champs, dans la direction du « *Rocher des Grives* », vertical et couvert de lierres et de fougères. Dans le fond, vers le nord, se dessine la masse arrondie et noire du Mont Pennay ; longer le rocher, puis tourner à gauche pour arriver sur la plate-forme du Belvédère formant une tribune naturelle surélevée dominant le champ d'aviation. Panorama très étendu sur toute la vallée. Descente par le « *Sentier des Chèvres* » — difficile à trouver et très rapide — sur les premières maisons de Barby, situées près de la route qu'on aperçoit en dessous. Retour direct par cette route ou si l'on veut allonger la promenade, traverser le champ d'aviation pour aboutir à la station du tramway « La Tuilerie » et revenir par la route Chambéry-Challes.

2º *Promenade des Vignes. Coteau de La Bâtie et Barby.* — Prendre la route qui monte à l'hôtel du Château et la continuer jusqu'au village du Puys. Après le four banal, prendre le chemin à gauche, laissant à droite la gorge de Camelot et le chemin de Belvarde. Le chemin serpente dans les coteaux de vigne, au-dessous du « *Bois de la Cloche* », et domine le Belvédère du champ d'aviation que l'on peut d'ailleurs rejoindre en traversant les vignes et les prés. Si l'on désire aller plus loin, continuer la même route et descendre directement sur Barby, par un chemin mal empierré et très escarpé, ou mieux continuer par la route en corniche qui va aboutir plus loin au château de La Bâtie. Vue étendue sur toute la vallée et particulièrement sur Monterminod, Leysse, les Gorges de Sᵗ-Saturnin, Chambéry, etc... Retour par Barby et de là directement à Challes. Si le temps le permet, prolonger la promenade jusqu'à la « Cascade du Bout-du-Monde », près des Papeteries de Leysse. (Voir promenade nº 9.) (Durée de cette course : 1 heure environ.)

3º *Promenade des Prés de Belvarde et Grotte préhistorique.* — Même itinéraire que pour la promenade des Vignes (nº 2) jusqu'au village du Puys. Là, bifurquer à droite en prenant le sentier muletier qui passe au bas de la *gorge de « Camelot »*. Après 20 minutes de marche environ, le chemin se perd dans un pré que l'on traversera en longueur : on retrouvera un sentier à piétons qui monte directement aux prés de Belvarde, par une série de lacets qui serpentent dans les taillis, en laissant à droite le *rocher* dénudé « *des Aigles* ». On débouche sur les prés glissants de Belvarde ; en continuant à grimper, l'on aperçoit bientôt le chalet de Belvarde parfois habité par un berger avec son troupeau, en juin et en arrière-saison. Pour aller à la grotte, prendre à droite, au sommet des prés, un peu avant le chalet, dans le bois de sapins qui le précède, un petit sentier qui se perd plus haut dans les éboulis de roches. Grimpée assez difficile. L'entrée de la grotte est marquée par un poteau et forme une petite plateforme d'où l'on jouit d'une vue très étendue. (Pour détails sur la grotte, voir ci-devant archéologie p. 7). Le retour de Belvarde, si l'on ne va pas jusqu'à Curienne ou à la chapelle du Mont-Saint-Michel peut se faire à droite du plateau par la gorge sauvage et abrupte de Camelot ou par le même chemin qu'à la montée. (Durée de cette course : 3 heures environ.)

4º *Promenade de Brulin.* — C'est un plateau aride, rocailleux et brûlé par le soleil (d'où probablement son nom), planté de chênes rabougris (truffes), situé sur les escarpements du Mont-Saint-Michel en direction de St-Jeoire. Longer le Casino, côté midi, et prendre à droite le chemin qui conduit à la petite cascade et à la source fraîche de Triviers. Derrière le château St-Vincent, tourner à gauche : chemin d'abord encaissé, en lacets ; après 3 tournants, arrivée dans un petit pré, à l'extrémité duquel s'engage le sentier, en plein taillis. A gauche, pentes abruptes et glissantes du Mont-Saint-

Michel, avec éboulis nombreux. A droite, jolies échappées sur la vallée et vue surtout sur le Mont-Granier et le Mont-Joigny. Le chemin, presque plat, commence à descendre près de la « *Roche des Renards* » et arrive sur un petit plateau d'où l'on a une jolie vue sur St-Jeoire et les tours de Chignin, la chaîne de Belledonne, etc... Il faut, à cet endroit, rechercher le sentier en se rapprochant de la montagne, traverser un fourré assez épais pour atteindre la descente qui est rapide sur le nant de la Boisserette. Arrivée dans les vignes ; tourner le rocher à droite. De là, revenir, soit en traversant les vignes et le torrent de la Boisserette, par la route de St-Jeoire à Challes, soit en passant près d'un cellier (attention aux fils barbelés !), par le chemin qui serpente presque au bas du coteau entre les vignes et le bois, pour aboutir au château de St-Vincent. Avant celui-ci, à droite, mur de soutènement dans lequel sont encastrés des tibias, fémurs, humérus, provenant de l'ancien cimetière de Triviers situé à proximité. (Durée de cette course : 1 heures 1/4 environ.)

Côté Ouest. — 5º *Bois de St-Jeoire et Roches de Cazard.* — Prendre l'ancienne route de Challes à St-Jeoire ; un peu avant sa jonction avec la route nationale, chemin de terre à droite, légèrement montant qui s'infléchit à gauche et s'engage sous bois. Celui-ci, très frais, présente, suivant la saison, des myrtilles, des cèpes, de la bruyère en fleurs, du houx très vert, etc... Le parcourir sur toute sa longueur pour aboutir aux villages (de St-Jeoire) des Coudurier et du Puizet que l'on dépassera par un chemin bordé de noyers, en tournant à droite ; ou bien, grimper le bois en direction sud pour aboutir sur le plateau qui le domine, au « *Camp des Autrichiens* » (lors de l'occupation de la Savoie en 1815). Quel que soit l'itinéraire adopté, les Roches de Cazard s'aperçoivent plus loin, en direction ouest ; elles se terminent près du petit « *étang des Sau-*

les ». On pourra les parcourir soit par leur crête rocheuse (vue panoramique très étendue et jolis couchers de soleil), soit en les contournant par le village de « la Viager ». Retour par le coteau de vignes qui vient mourir au carrefour de l'ancienne route de Chambéry et du chemin du Clos qui aboutit près de l'église de Challes. (Durée de cette course : 1 heure 1/2 environ.)

6° *Le Golet. Pont du chemin de fer. Retour par La Ravoire ou par Myans.* — Passer vers la fruitière de Challes par le chemin qui prolonge directement l'avenue de la Mairie ; descente du coteau par la « Grande-Pie » (jolis terrains de cultures variées et de tabac) ; traverser l'ancienne route de Challes à Chambéry vers une croix et continuer par le chemin qui prolonge le premier ; il zigzague sur le « *Plateau des Étourneaux* » jusqu'à une maison isolée, après laquelle on découvre plus bas le pont du chemin de fer, auquel on accède par un sentier à piétons. En face, St-Baldoph ; un peu à droite de celui-ci, le « Passage de la Coche », et à gauche plus haut, « le Pas de la Fosse ».

Pour le retour, deux itinéraires : ou bien prendre à droite avant de traverser le Pont et revenir par Boige et la vieille route, ou bien traverser la voie ferrée et revenir à gauche en passant près de Chacusard. A mi-chemin entre ce village et la colline de Myans, passage à niveau que l'on traversera pour aboutir au coteau de Favrat et de là à Lachat, deux villages de St-Jeoire par lesquels on rejoindra la route nationale et au besoin le tramway à son point terminus. (Durée de cette course : 1 h. 1/2 environ.)

7° *Les Chassettes. Coteau de La Ravoire.* — Monter l'avenue de la Mairie ; vers cette dernière, bifurquer à droite et parcourir le village rural du Grand-Barberaz sur toute sa longueur. Près de la fontaine publique (ancienne mairie) prendre à gauche, puis contourner à droite la maison Dumollard Antoine (bâtiments ruraux anciens et pittoresques). Le chemin descend vers un fond marécageux surtout planté d'aulnes, très frais et très ombragé : c'est le « *Rendez-vous des pies et des geais* » à la nuit tombante ; de là le petit sentier incline à droite, monte sur le coteau et par l' « *allée des Contrebandiers* », plantée de vieux châtaigniers, descend vers la ferme Talon pour aboutir à la vieille route de Chambéry. On pourra revenir par celle-ci à gauche, en passant près de la « maison de terre », pour rejoindre le chemin du Golet (voir promenade n° 6) près de la croix ; ou mieux, si l'on désire une promenade plus longue, continuer en direction de Chambéry et bifurquer au chemin qui conduit à l'église de La Ravoire. En contre-bas de celle-ci on a découvert une villa gallo-romaine, mais les fouilles ont été recouvertes. Retour par la route qui longe le cimetière, laissant le château Costa de Beauregard sur un monticule à gauche et aboutit à la ligne du tramway près de « La Tuilerie ».

Le sentier des Chassettes est le plus court chemin pour *le promeneur qui voudra se rendre à pied à Chambéry* par l'ancienne route (construite par Napoléon Ier) ; elle présente des aspects plus variés que la route nationale et traverse le gros bourg de la Peisse. avant d'arriver à Chambéry par le Buisson-Rond. (Durée de cette course : 1 heure environ.)

Côté Sud. — 8° *Les Tours de Chignin. Myans* (Itinéraire complet une ½ journée environ). — Cette promenade est la seule à faire à pied en direction sud. Prendre la route nationale et à 1 km. environ du carrefour de Challes (à cet endroit jolie vue à gauche sur la pointe de Galoppaz) prendre à gauche la route qui monte à l'église de St-Jeoire (on visitera en passant les stalles du chœur, provenant de l'ancien Prieuré et classées comme monument historique). Poursuivre ensuite vers les ruines du château que l'on aperçoit espacées sur la colline à travers des vignobles célèbres. On pourra aussi (mais l'itinéraire est plus long) suivre le ravin de la Boisserette (Vieux Moulin) pour aboutir au village du même nom ; de là, par un chemin de terre, accéder au Mont-Rompjoug qui domine St-Jeoire (très belle vue) pour gagner ensuite les Tours de Chignin. L'une des vieilles tours du château de la Biguerne a été transformée en chapelle : c'est le sanctuaire de St Anthelme, évêque de Belley, ancien général des Chartreux. Vue magnifique sur le Grésivaudan et les Alpes. Descendre dans la vallée et revenir directement par St-Jeoire.

Si l'on veut faire une promenade plus longue, on gagnera Myans où l'on visitera l'église ; elle est ancienne, à deux nefs superposées ; madone noire d'une haute antiquité, dans la crypte ; clocher surmonté d'une statue colossale de la Vierge en bronze doré. Belle vue depuis la terrasse, à côté de l'église. Le sanctuaire de Myans est un lieu de pèlerinage très fréquenté en mai et septembre.

Près de là, les *Abymes de Myans*, région pittoresque, plantée de vignobles, parsemée de petits lacs (L. des Pères, L. de Saint-André, L. Noir, L. Clair) et créée par l'éboulement du Mt-Granier (en 1248) dont la chute a enseveli la petite ville de St-André et de nombreux villages.

Côté Nord. — 9o *Cascade du Bout du Monde. Gorges de la Doria.* — Elle peut se combiner avec la promenade des Vignes et la visite du château de la Bâtie (voir promenade no 2) ou bien se faire directement par la route de Barby qui passe sous le belvédère du champ d'aviation. De là gagner le village de Leysse, traverser la Leysse et prendre la route à droite. A l'entrée de la gorge de la Doria on trouve une papeterie qu'on peut visiter (s'adresser au concierge) et qui a appartenu à la famille Montgolfier. Près de là, bassin d'élevage de la truite (à visiter). « Après avoir traversé la fabrique, on gravit un petit sentier remontant le versant N. d'un vallon pittoresque entre les montagnes du Nivolet et du Pennay, qui dressent, à la distance d'un jet de pierre, leurs parois escarpées, réunies par un rocher d'où la Doria tombe en poussière dans l'abîme. On atteint à une certaine hauteur une ouverture d'où l'eau jaillit en abondance ; à côté est la chute du ruisseau, tombant du vallon supérieur, où il forme une autre cascade et que l'on peut atteindre par des escaliers garnis de rampes.

En remontant la gorge de la Doria, on atteindrait en 1 h. 30, du Bout-du-Monde, la source du torrent. C'est un antre ouvert au milieu d'un rocher à pic, d'où l'eau jaillit en formant une cascade. A g... en gravissant toujours l'escarpement, on parvient à la *grotte* ou *balme du Nivolet :* un escalier permet de s'élever au-dessus du rocher d'où l'on peut facilement atteindre la croix du Nivolet » (1). Durée de cette course : 1 heure 3 /4 environ.)

Promenades à bicyclette ou en voiture

Nous les indiquerons très sommairement en traçant quelques circuits faciles autour de Challes, en mentionnant les distances kilométriques et en indiquant les points de bifurcation. Le promeneur ou le touriste pourront se servir très utilement ou de la carte d'Etat-Major ou de la carte du Ministère de l'Intérieur au 100.000e en couleurs (2).

10° *Circuit des deux routes* (de Challes à Chambéry). — 12 kilom. A l'aller, passer par la vieille route ; en

---

(1) Guide Diamant : Aix-les-Bains, Chambéry, Challes.

(2) Un tirage spécial de celle-ci a été fait par la librairie Perrin-Dardel de Chambéry ; elle comprend tout l'arrondissement, les massifs des Bauges, de la Chartreuse, les 3 lacs de Savoie, soit un rayon de 30 à 40 kilom. autour de Chambéry.

l'église de Challes descendre la « petite ou la grande pie » (promenade n° 6) ou par le raccourci du chemin des Chassettes (à pied seulement). Retour par la ligne nationale (ligne du tramway).

11° *Circuit de Myans.* — 12 kilom. par *St-Jeoire*, gare de *Chignin. Les Marches* (visiter le château historique servant actuellement d'orphelinat de jeunes filles ; belle salle d'honneur). Des *Marches à Myans*, belle vue circulaire : à gauche, les « Abymes » et le vignoble de Pierre-Hachée. De Myans, retour direct sur St-Jeoire par la petite chapelle de l'oratoire située sur la route nationale ou par *Chacusard*, le pont du chemin de fer en face de *St-Baldoph, Boige* et *La Ravoire* (ancienne route).

12° *Circuit des Abymes de Myans.* — 20 kilom. Même itinéraire que le précédent jusqu'aux Marches. Poursuivre en direction de Chapareillan jusqu'à ce bourg (terminus d'un tramway allant à Grenoble) ou bifurquer à droite à « *la Douane* », ancienne frontière franco-sarde). La route arrive au *lac de St-André* (où la rejoint celle qui vient directement de Chapareillan) et continue en direction de Chambéry sur Apremont (d'où l'on peut revenir à droite sur Myans) et St-Baldoph.

13° *Circuit de la vallée du Haut-Graisivaudan.* — 40 kilom. Gare de *Chignin. Les Marches. Chapareillan.* Au lieu de continuer en direction de Grenoble, bifurquer à gauche pour *traverser l'Isère* sur le pont qui est au-dessous du vieux fort Charles-Emmanuel (*Barraux*) et arriver à *Pontcharra-sur-Bréda*, patrie de Bayard ; le château où naquit le chevalier « sans peur et sans reproche » est tout proche. Point de départ du tramway La Rochette-Allevard. Retour par *Laissaud, Ste-Hélène-du-Lac, Montmélian*, ancienne place forte des ducs de Savoie, plusieurs fois assiégée par François Ier, Henri IV, Louis XIV, et dont les fortifications ont été démolies par ordre de celui-ci. De *Montmélian à Chignin*, la route suit la voie ferrée.

14º *Circuit de l'Isère.* — 56 kilom. Gare de *Chignin*. *Montmélian*. Traverser l'Isère et par *La Chavanne*, *Planaise*, *Coise*, aboutir à *Chamousset*, où l'on rejoint la route nationale de Paris en Italie. Le retour peut se faire directement par celle-ci en longeant l'Isère (rive droite) jusqu'à Montmélian ou, par *St-Pierre-d'Albigny*, revenir par *St-Jean-de-la-Porte*, *Cruet* et *Arbin* ; cette route aboutit aussi à Montmélian.

De St-Pierre-d'Albigny, on ira visiter l'ancien *château-fort de Miolans* (3 kilomètres) aux ruines imposantes. C'était l'ancienne prison d'état des ducs de Savoie, célèbre par le séjour de plusieurs personnages célèbres et notamment le marquis de Sades. De Miolans, vue admirable sur la vallée de l'Isère, le fort d'Aiton, l'entrée de la vallée de la Maurienne et sur les Alpes. On peut revenir par chemin de fer (gares de St-Pierre ou Grésy-sur-Isère).

15º *Circuit des Gorges de St-Saturnin.* — 20 kilom. par *Barby*, *Leysse* (promenade nº 9). De là, par *St-Alban*, le *château de La Croix* ; laisser à droite la route de Verel-Pragondran. Avant l'entrée du défilé, belle vue sur les Alpes. Vieille chapelle près du défilé. Revenir par la *Croix-Rouge* où l'on rejoint la *route d'Aix à Chambéry*. Retour de Chambéry par le tramway ou la route nationale nº 6.

Excursions faciles et proches de Challes

Celles que nous allons décrire peuvent se faire plus facilement de Challes que de tout autre point de départ.

16º *Mont-Saint-Michel* : c'est l'excursion classique que tout baigneur voudra faire. Elle peut se faire : 1º par les prés de Belvarde (promenade nº 3) et la grotte préhistorique ; de celle-ci à la chapelle, l'accès n'est pas impossible, mais il n'existe pour ainsi dire pas de sentier ; il faudra se guider au hasard. Il vaut mieux, du chalet de Belvarde, aboutir au chef-lieu de Curienne par le sentier muletier qui dessert le chalet et de là passer par le village de Montmarlet ; 2° par la gorge de la Boisserette, le village de Fornet et Montmarlet. Le retour peut se faire par l'un des deux itinéraires ou encore du chef-lieu de Curienne, par le village de Sordet, le château de la Bâtie et Barby. Ne pas essayer de descendre depuis la chapelle directement sur Challes (pentes trop escarpées). Cette excursion peut se faire facilement en 4 ou 5 heures ; elle offre une très belle vue sur la vallée de Challes, de Chambéry et sur tout le cirque de montagnes qui l'entoure. Pour détails archéologiques, voir page 7.

17° *Pas de la Fosse. Col de la Coche. Col du Frêne.*— Jusqu'à St-Baldoph, voir promenade n° 6. Du chef-lieu de cette commune, monter par un sentier à piétons au Pas de la Fosse : vue magnifique sur le Mont-Granier, les Abymes de Myans, la vallée de l'Isère. Traverser le tunnel ; de l'autre côté, vue étendue sur la vallée de Chambéry. Au sommet des derniers lacets de la route qui vient de Chambéry, prendre un chemin à droite qui conduira ensuite par un sentier (à droite aussi) au col de la Coche. On peut également se guider sur la Croix du col que l'on aperçoit, l'atteindre directement par le sommet des prairies sous bois. Du col, vue sur la vallée de l'Albanne, la Combe de Savoie et le Graisivaudan. Du col de la Coche des sentiers redescendent vers St-Baldoph et Barberaz.

Cette promenade facile peut être transformée en une véritable excursion si on y ajoute la course du Pas de la Fosse jusqu'au col du Frêne (5 kilomètres). La route est bonne et serpente à travers prés et bois. Du col (chalet-restaurant) « la vue du Mont-Granier est véritablement imposante et le panorama sur le Mont-Blanc, les Alpes, les Abymes de Myans, la vallée de l'Isère, etc..., est très remarquable ; très intéressante, également, la vue sur l'autre versant, sur le Grand-

Som et tout le massif de la Grande-Chartreuse » (1). Du col du Frêne on peut descendre par des sentiers sur Apremont et Myans par le Lac Noir et les Abymes.

La route du Pas de la Fosse et le col du Frêne sont les points de départ des *ascensions* du *Mont-Joigny* (1.578 m.) et du *Mont-Granier* (1538 m.). Guide utile.

18º *La Thuile et son lac. Station d'altitude*. — Par Saint-Jeoire, la Boisserette, la route monte en lacets au village de Boyat (Curienne) laissant à gauche le Mont-St-Michel et à droite le *Signal de Montgellaz* (1.505 m.). De Boyat la route tourne à droite et par de nombreux lacets arrive en 6 kilomètres à La Thuile. Cette commune, située à 831 m., pourrait constituer une jolie station d'altitude ; le village est assis au milieu d'un cirque calcaire, au bord d'un lac de 10 hectares qui abonde en brochets et en tanches. Au hameau du Morion, il existe une *petite source sulfureuse* non captée dont la composition est analogue à celle de Challes et à celle de Cruet.

De La Thuile, on peut faire l'ascension facile de la *Roche du Guet* (1.210 m.) qui forme une terrasse dominant l'Isère de 900 mètres. On peut aussi, par le *Col du Lindar*, arriver dans la Combe d'Aillon (ancienne Chartreuse) très verdoyante (9 kilom. environ de chemin de montagne) et revenir par le *Col des Prés*, *Thoiry* et *Puygros* pour aboutir à Curienne.

L'*ascension de Galoppaz* (1.686 m.) (que l'on aperçoit comme une pointe conique de la route de Challes à Saint-Jeoire) se fait par le col du Lindar, par le col des Prés ou par Puygros.

Enfin de La Thuile, on peut aussi descendre à *Cruet* (gare P.-L.-M.) par la bonne route du *col de Maroccaz* (alt. 960 m.) qui présente, sur un parcours de 12 kilom. (nombreux raccourcis), un panorama splendide.

19º La *Dent du Nivolet* (1.553 m.) et le *Mont Revard*

---

(1) J. Coppier, *Chambéry-Itinéraires*. Librairie Dardel.

(1.545 m.). — On peut atteindre le Nivolet : 1º par la gorge de la Doria (promenade nº 9), en partant du Bout-du-Monde ; 2º par Saint-Jean-d'Arvey et le col de la Doria (1.087 m.), entre la Dent du Nivolet et le Mont-Pennay ; 3º par Leysse, Saint-Alban, Monterminod, Lovettaz et les chalets des prés du Nivolet ; de là, on peut atteindre le sommet de la Dent, en s'engageant dans un couloir dit *La Cheminée*, qui en gravit les derniers escarpements et dans lequel le C. A. F. a fait poser des traverses en fer ; mais il vaut mieux contourner ces rochers à leur extrémité N. (2 heures environ pour monter des prés au sommet du pic) ; 4º par Verel-Pragondran, Montbazin, le passage du Croz, le chalet du Sire ; 5º par *Saint-Jean-d'Arvey, Les Déserts, en Glaise* : la route est praticable, même aux automobiles, jusqu'à ce village ; de là, on monte en 45 minutes à la *Croix*. Celle-ci a 22 m. de hauteur, elle est faite en béton armé recouvert de plaques d'aluminium. Superbe panorama sur les vallées de Chambéry et de l'Isère et sur une partie de la chaîne des Alpes. Abri-refuge édifié par le Syndicat d'initiative de la Savoie.

Du Nivolet on peut atteindre le *Mont-Revard* en 2 h. 1/2 ou 3 heures par le *chalet du Sire*, le *chalet des Ramées*, la *Gornaz* et le *Pertuiset*. Guide nécessaire par brouillard. Du Mont-Revard qui domine Aix, station d'altitude très fréquentée, on pourra redescendre sur Aix par le chemin de fer à crémaillère.

Chambéry et ses environs

Nous n'avons décrit que les promenades ou excursions dont Challes est le point de départ naturel. Cette station est à peu près le centre d'un *trapèze géographique* dont les deux bases parallèles sont constituées par une ligne tirée du Mont-Nivolet au Mont-Granier (grande base) et par une seconde qui irait de la pointe de Galoppaz à la Roche du Guet, en passant par La Thuile (petite base). Nous n'avons pas dépassé ces limites et nous avons volontairement laissé de côté les petites promenades (il y en a de fort jolies) à faire aux environs de Chambéry et pour lesquelles le promeneur pourra se reporter utilement au *Chambéry-Itinéraires* (1), de M. Coppier, président du Syndicat d'Initiative de la Savoie, et à la Carte touristique au 75.000e des environs de Chambéry, de M. le Commandant de Bissy (2).

Grandes excursions en automobile

Pour la même raison, nous ne les avons pas indiquées. Il sera d'ailleurs facile d'établir leurs itinéraires si l'on veut simplement consulter une carte de tourisme. Remarquons seulement qu'il est peu de stations qui soient, sous ce rapport, aussi avantageusement favorisées par leur situation géographique. « Challes, en effet, est située à peu près au milieu de la vallée de Chambéry, entre le massif des Bauges et celui de la Grande-Chartreuse. Cette belle et large vallée qui s'étend du lac du Bourget à l'Isère, se bifurque, vers sa partie inférieure, à peu près à la hauteur de Montmélian. Une des branches descend au sud jusqu'à Grenoble ; l'autre remonte obliquement au nord-est vers Albertville, et garde encore son nom pittoresque de *Combe de Savoie*. Et comme, dans cette combe, viennent s'ouvrir les deux grandes vallées de Maurienne et de Tarentaise, Challes est un point de départ excellent, soit pour parcourir les vallées de la région, soit pour explorer les montagnes où s'enfoncent leurs sinuosités. C'est à peu près le centre mathématique d'un cercle dont les quatre grandes vallées savoyardes de Chambéry, de Mau-

---

(1) et (2) Librairie Dardel, à Chambéry.

rienne, de Tarentaise et de Grésivaudan, seraient les rayons, avec, pour circonférence, les massifs régionauxde la Chartreuse, des Bauges, de Belledonne et des Sept-Laux, de la Vanoise, de Beaufort et des Aravis » (1).

De nombreux services d'autos-cars à grandes randonnées sillonnent d'ailleurs la région : il sera facile de trouver au Syndicat d'initiative de Chambéry tous renseignements utiles à ce sujet. De Challes même, des services quotidiens partent de l'Etablissement thermal pour des itinéraires variés (Grande-Chartreuse, Annecy, Col des Aravis, Chamonix, Gorges de l'Arly, Val du Fier, Col du Mont-du-Chat, etc...).

---

(1) J. CORNELOUP, *loco citato*.

CONCLUSION

« Telle est cette jolie station probe et coquette à la fois, qui ne trompe point l'attente, qui tient toutes ses promesses et même plus qu'elle ne promet » (1). « C'est une station timide », écrivions-nous, il y a une dizaine d'années, « qui s'efface derrière les grandes mondaines rivales qui s'appellent Luchon, Cauterets, Uriage, etc... ; elle reste ignorée du grand public et des médecins » (2).

Depuis cette époque, la station a reçu la visite de personnages illustres et leur notoriété a porté au loin le nom de Challes : honorée du séjour des Maréchaux Joffre et Pétain, de M. Millerand, Président de la République, venus pour s'y soigner et s'y reposer des fatigues de la guerre, la petite ville d'eaux a pris rang parmi les stations fréquentées ; une Société nouvelle s'est rendue propriétaire du Casino et de l'Etablissement thermal ; elle vient d'agrandir considérablement celui-ci en le rendant confortable et luxueux ; les hôtels sont aussi en voie d'aménagements tout à fait modernes ; le Casino a ouvert ses portes longtemps fermées à cause de la loi draconnienne sur les jeux, et le

____

(1) J. Corneloup, *loco citato.*

(2) Dʳ J. Vincent, *Challes. Appel au corps médical. La France thermale,* mai et avril 1912.

Syndicat d'Initiative va faire éditer en cartes coloriées les promenades de Challes qui agrémenteront le séjour des baigneurs et les loisirs de la cure.

« La Reine du Soufre », restée pendant sa minorité sous la régence bienveillante de sa voisine, Aix-les-Bains, n'a atteint sa majorité qu'en 1875, lors de la création du premier Etablissement thermal. Les premières années de son règne ont été celles d'un « enfant terrible qui réclame sa place au soleil » (1). Plus certaine maintenant de ses succès, plus confiante dans l'avenir, elle réalise toujours davantage l'heureux horoscope d'un de ses parrains médicaux d'Aix qui écrivait en 1875 : « Challes est la première des eaux sulfureuses ; elle sera bientôt une des stations les plus fréquentées, grâce à sa riche minéralisation et grâce à ses propriétés thérapeutiques » (Dr Brachet).

---

(1) Dr J. VINCENT, *Challes, Appel au corps médical. La France thermale*, mai et avril 1912.

TABLE DES MATIÈRES

IMPRIMERIES RÉUNIES DE CHAMBÉRY
3, Rue Lamartine, 3